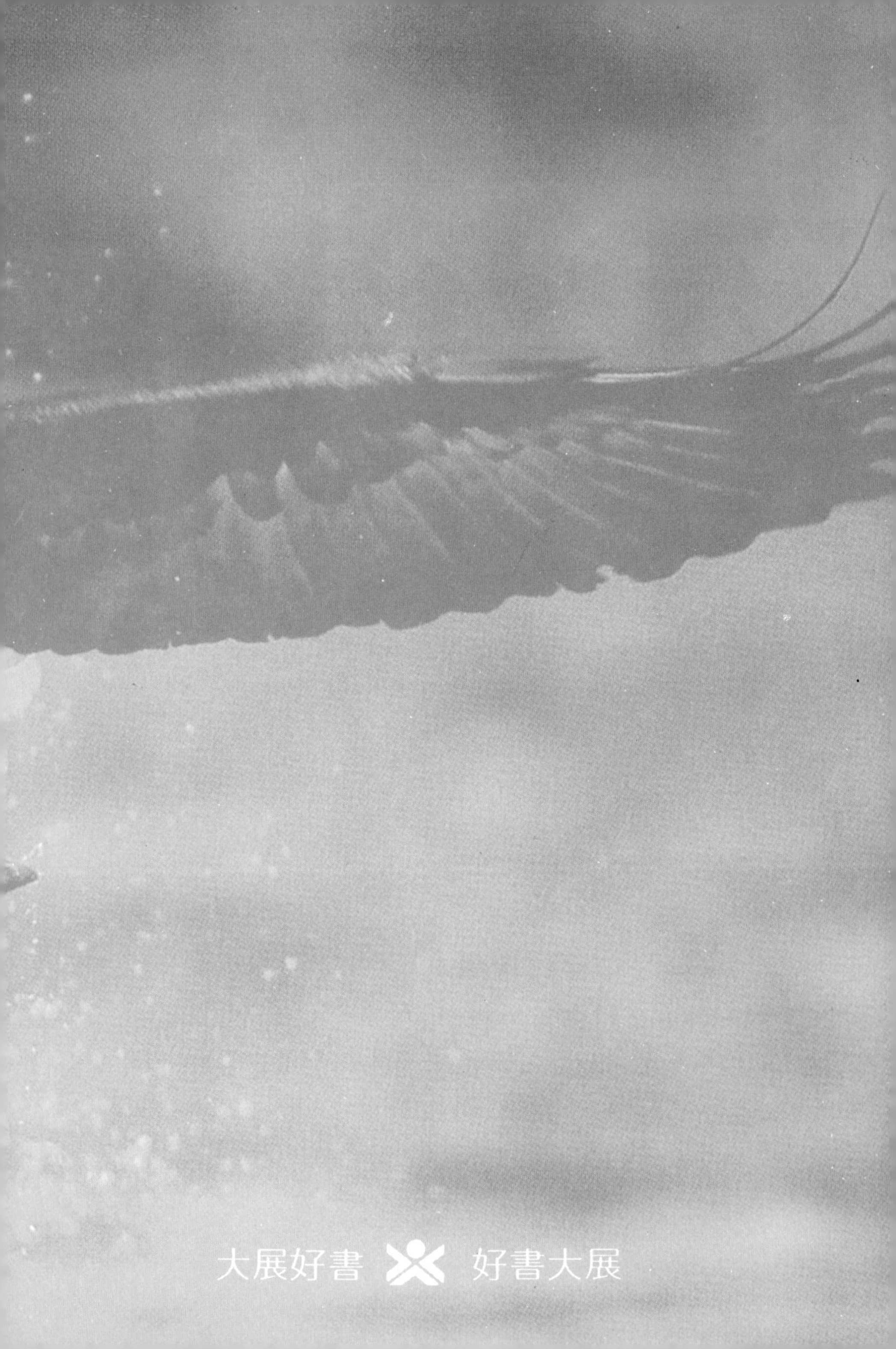
大展好書 好書大展

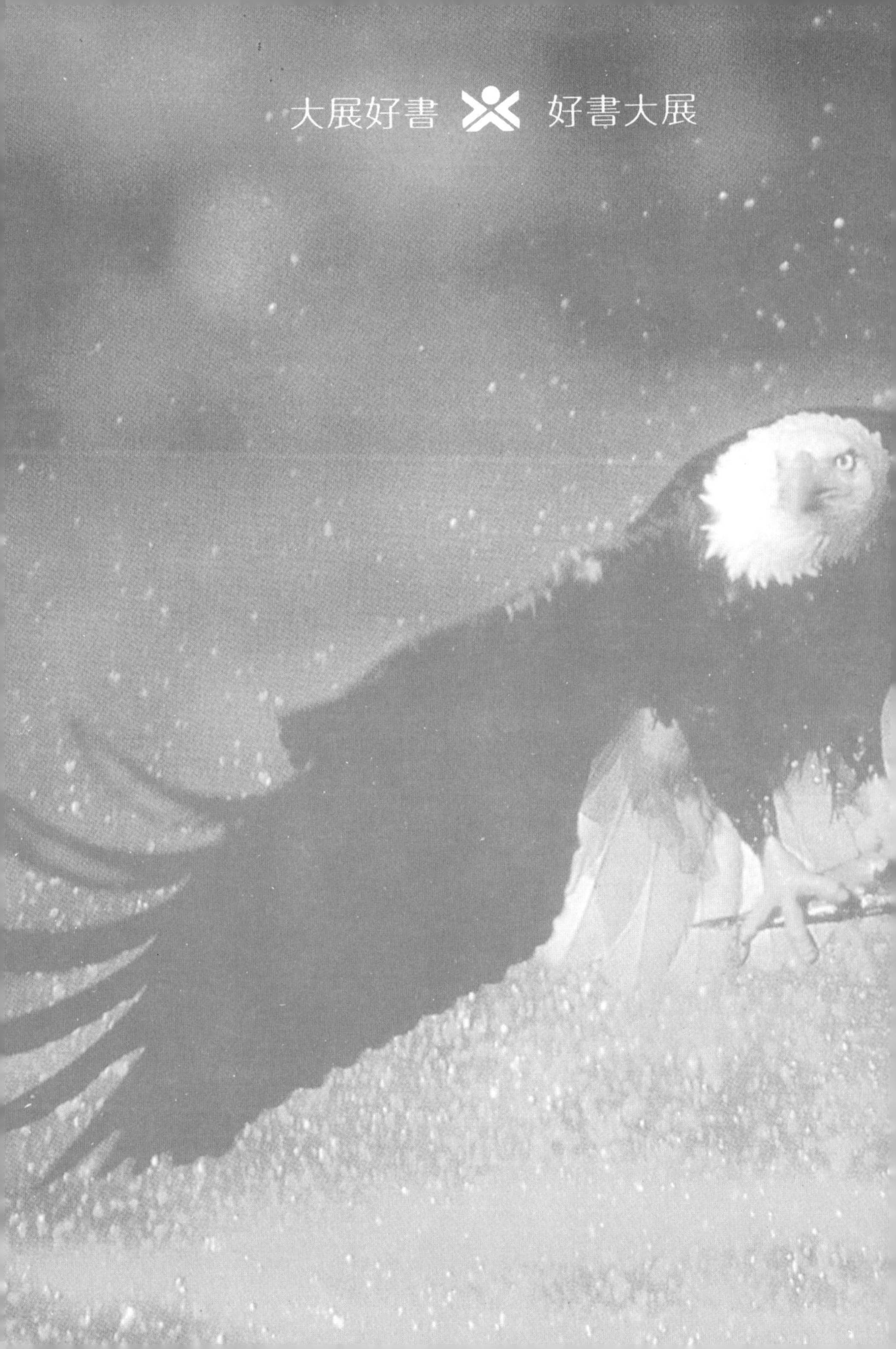
大展好書 好書大展

飲食保健 5

家庭
保健養生湯

馬汴梁
毋愛君 / 編著

大展出版社有限公司
DAH-JAAN PUBLISHING CO., LTD.

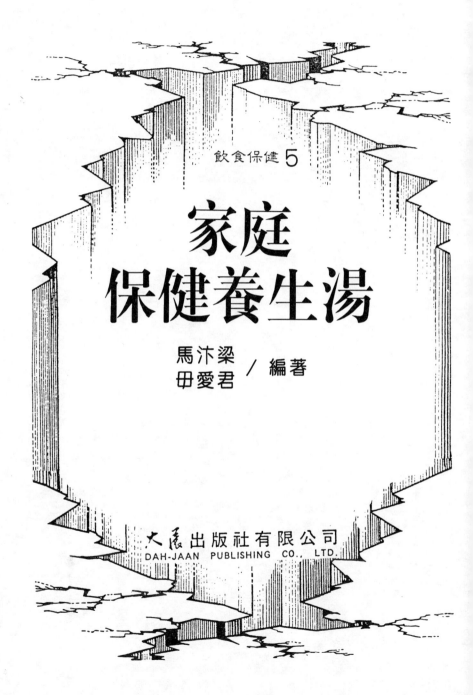

內容提要

本書根據中醫藥理論和烹調原理，結合家庭生活實際，薈萃各類家庭保健養生湯二百六十餘種，包括每種湯的適應範圍、材料分量、製作方法及必要的附加說明，按男、女、老幼和春、夏、秋、冬用湯分類編排。

介紹的湯菜取材容易，製作簡便，融藥用與食用價值於一體。居家如能有選擇地對症應用，對於保健養生將大有裨益。本書內容豐富，通俗易懂，適於廣大家庭成員參考。

責任編輯　楊磊石

目錄

一、男子用湯

二、女性用湯

三、老年用湯

四、兒童用湯

五、春季用湯

六、夏季用湯

七、秋季用湯

八、冬季用湯

一、男性用湯

1. 壯陽狗肉湯

【適應範圍】

此湯鮮嫩醇香，爲男性冬季湯菜佳品。有溫脾暖腎、祛寒止痛之功，適用於脾腎陽虛引起的關節巷炎、畏寒肢冷、陽痿尿頻、脘腹冷痛、大便溏瀉等病症。

【材料分量】

狗肉二千克，菟絲子三十克，附片十五克，食鹽五克，味精二克，大葱二十克，生薑二十克。

【製作方法】

(1)狗肉整理乾淨，整塊下入鍋內焯透，撈入涼水內，洗淨血沫，瀝淨水，切成三公分長、二公分寬的塊。薑、葱洗淨，薑切成片，葱切成段。

(2)鍋置火上，下入狗肉、薑片煸炒，烹入紹酒熗鍋，然後一起倒入大砂鍋內。同時菟絲子、附片用紗布包好放入砂鍋內，加清湯、食鹽、味精、葱，武火燒沸，撇淨浮沫，蓋好，用文火燉約二小時，待狗肉熟爛，挑出薑、葱，調味裝入湯碗內即成。

【附加說明】

(1)陰虛火旺、口乾咽燥者不宜食用。
(2)狗肉反商陸，不宜與菱同食，畏杏仁。

2. 鹿頭湯

【適應範圍】

此湯有壯陽益精之功，適用於陽虛體弱、腎精虧虛所出現的腰膝酸軟、畏寒怯冷、陽痿早泄等病症。

【材料分量】

鹿頭一隻，鹿蹄四隻，蓽茇五隻，生薑三克，食鹽、八角、小茴香、味精、胡椒各少許。

【製作方法】

(1)將鹿頭、鹿蹄除去毛樁，洗淨、蓽茇、生薑洗淨、拍破等用。
(2)將鹿頭、鹿蹄放入砂鍋內，加水適量，放入生薑、蓽茇、八角、小茴香，置武火上燒沸，移文火上熬熟。
(3)將熬熟後的鹿頭、鹿蹄取出，剖下鹿肉，切成粗條，再置湯中燒沸，放入食鹽、味精、胡椒粉即成。

3. 杞鞭壯陽湯

【適應範圍】

此湯色澤清澈，濃郁鮮美，肉質細嫩粑糯，有補肝腎、益精血、壯陽祛寒之功效。適用於男性肝腎虛損、精血不足引起的陽痿、遺精、腰膝酸軟、頭暈耳鳴等病症。最宜冬季食用。

【材料分量】

黃牛鞭一千克，枸杞子十五克，肉蓯蓉五十克，肥母雞五百克，花椒六克，豬油三十克，紹酒二十克，食鹽十克，生薑二十克。

【製作方法】

(1)先將牛鞭用熱水發漲五～六小時，中途換幾次熱水，以保持熱度。然後順尿道對剖成兩塊，刮洗乾淨，以冷水漂三十分鐘。母雞肉（連骨）洗淨待用。

(2)枸杞揀除雜質，肉蓯蓉洗刷潔淨，用適量的酒潤透，蒸二小時取出漂洗乾淨，切片後用紗布包好。生薑洗淨拍鬆待用。

(3)用砂鍋注入清水約八千毫升，放入牛鞭燒開，撇開淨沫，放入薑、花椒、紹酒、母雞肉，用旺火再燒開移小火上燉，每隔一小時翻動一次，以免粘鍋。燉至六成熟時，用乾淨紗布濾去湯中的薑和花椒，再至旺火上燒開，加入用紗布袋裝好的枸杞、蓯蓉，移小火上燉。到牛鞭八成熟時 取出牛鞭切成三公分的指條形仍放入鍋內，直至熟爛為止，雞肉取出作別用，藥包取出不用。再加食鹽、豬油調味即成。

【附加說明】

(1)牛鞭又叫牛冲，移小火上燉時，一小時左右要翻動一次，以免粘鍋。

(2)脾胃有濕熱者忌食之。

4.人參全鹿湯

【適應範圍】

此湯有補益氣血、溫補腎陽、健脾寧心之功。適用於腎陽不足、腰膝酸軟、怕冷、陽痿、遺精等症；對心脾兩虛、氣血不足的神疲體倦、面色萎黃、心悸失眠、崩漏等病症亦有良效。

【材料分量】

鹿肉七百五十克，黨參三十克，黃芪三十克，白朮十五克，杜仲六克，芡實十兒，枸杞子十五克，茯苓十二克，熟地十二克，肉蓯蓉十克，肉桂三克，白芍十五克，益智仁十克，仙茅六克，補骨脂六克，澤瀉十克，山藥十五克，遠志六克，當歸十二克，菟絲子十五克，懷牛膝九克，淫羊藿六克，生薑一百克，葱白二百五十克，胡椒六克，食鹽一百克。

【製作方法】

⑴將鹿肉用清水洗淨，剔下骨尖，除去筋膜，入沸水鍋內焯一下撈出，切成二公分見方的塊，骨頭打破。

⑵將以上藥物按方配齊後，用潔淨的紗布袋上紮口，用清水浸泡後同鹿肉、鹿骨一起置入鍋內，注入適量清水，薑、葱洗淨拍破下鍋。胡椒研粉和食鹽調勻，裝在小碗內待用。

⑶先用武火將湯燒沸，撇淨浮沫，改用文火煨燉二～三小時，待鹿肉熟爛即可分裝入碗內，略用胡椒、食鹽調味即可。

5. 鮮蘑鹿冲湯

【適應範圍】

此湯鮮蘑同鹿冲相配，味道鮮美，清香不膩，旣是宴席中的珍饈美食，又是家庭保健藥膳。有補腎壯陽、益精暖宮的功效，對虛癆體弱、陽痿早泄等有一定療效。

【材料分量】

鮮鹿冲（雄鹿生殖器）一支，海米三十克，水發香菇二·五克，雞肉二百五十克，豬肉二百五十克，鮮蘑（罐頭）三百克，淸湯二千克，精鹽三克，味精二克，胡椒粉一克，料酒二十克，葱、薑各二·五克，香菜末十五克，水澱粉二十克，雞油二十克。

【製作方法】

(1)取鹿冲用刀順其長度剖開，將尿道層用刀片刮掉，再用開水將皮燙掉，然後再去掉一層皮。上鍋用開水煮一小時，取出用涼水洗淨，放入鍋內，加入淸湯，海米、水發香菇、雞肉、豬肉、葱、薑，上火燉爛。將鹿冲撈出，用刀切成斜象眼片，湯過濾，其它配料不要。

(2)清湯置火上，加入鮮蘑（劈成兩片）、料酒、味精、胡椒麵、鹽、水澱粉，下鹿冲片燒開，倒入大碗內，淋上雞油，撒上香菜末即可。

【附加說明】鹿冲又稱鹿鞭，食用時要將尿道層除盡，否則不可食用。燉開過程中注意去泡沫。

6. 鰍魚附蛋湯

【適應範圍】此湯有補腎、塡精、壯陽之功。適用於陽痿、勃而不堅、精子存活率不高等病症。

【材料分量】小條鰍魚五百克，雞蛋三個，豬油一百克，料酒五十克，鹽、味精、葱、薑適量，雞油十五克。

【製作方法】

(1)鰍魚用清水活養一天，使泥腥味從口裡吐出，再用清水洗一遍，瀝乾水分。葱白切花，餘下葱和薑拍破。

(2)將豬油燒到六成熱，下入拍破的葱、薑煸鍋，再下入鰍魚並立即蓋上蓋，以免鰍魚蹦出鍋外。鰍魚下鍋受熱即死，然後揭開蓋，烹入料酒，加入適量的水，燒開後移用小火燉爛。

(3)將雞蛋打開，裝入碗內攪散。

(4)食用時，將燉好的鰍魚去掉葱、薑，倒入鍋內，加入鹽和味精燒開，調好味，撇去泡沫，再將雞蛋用漏勺流入鍋內，即熟。將鰍魚蛋湯裝入湯盆內，撒上胡椒粉、葱花和雞油即成。

7. 海米蘿蔔湯

【適應範圍】

此湯色澤乳白，味美鮮濃，有補腎益精、養血潤燥之功。用於男性陽痿遺精、小便頻數，或身體虛弱、消瘦乏力、腸燥便艱等，是秋冬家庭理想湯品。

【材料分量】

水發海米二十五克，蘿蔔一個，香菜二棵，精鹽、味精各少許，香油十五克。

【製作方法】白蘿蔔洗淨削皮切絲，鍋中放清水二百五十克和海米，湯開後放蘿蔔絲，煮至酥軟時放鹽、味精，淋入香油，撒上香菜出鍋即成。

【附加說明】脾虛腹瀉忌食。

8. 魷魚鴿蛋湯

【適應範圍】此湯魷魚乾嫩，鴿蛋晶瑩透亮，細嫩非常。有補腎壯陽之功。適用於男性服用。

【材料分量】鴿蛋十隻，水發魷魚二百五十克，熟火腿片二十克，精鹽六克，味精一克，鮮清湯七百五十克，雞油十克。

【製作方法】(1)將鴿蛋放碗內，加少許冷水，上籠蒸熟取出，置冷水中，剝去殼待用。水發魷魚切成二厘米長菱形片，漂洗乾淨。

(2)炒鍋上火，舀入鮮湯燒沸，放入魷魚、精鹽、味精、火腿片、鴿蛋，燒沸後，盛入湯碗內，淋上雞油即成。

9. 沙苑蒺藜魚膠湯

【適應範圍】

此湯有補肝益腎、明目塡精之功。適用於腎虛遺精、腰痛、耳鳴、目暗等病症。

【材料分量】

沙苑蒺藜九克，魚膠二十四克，花生油少許，細鹽酌量。

【製作方法】

(1)將沙苑蒺藜洗淨，用紗布包好。

(2)魚膠洗淨切碎。

(3)放適量清水入瓦煲內，沙苑蒺藜和魚膠一起煮，煮滾後放生油和鹽調和，再煮片刻便成。

【附加說明】

魚膠又名魚鰾，俗稱魚肚，能補腎益精，滋養筋脈。

10. 杞蓉羊腰湯

【適應範圍】

此湯腰片細嫩，湯味鮮香，有補腎益精之功，爲男性精液異常、精少稀薄、腰痛膝軟的上乘湯菜。

【材料分量】

羊腰一對，肉蓯蓉五十克，枸杞子十五克，葱白、精鹽、生薑、味精等調料。

【製作方法】

將羊腰撕掉油皮去燥，每個對剖成兩半，去盡腰臊，切成薄片，再加入肉蓯蓉、杞子共煮湯，最後加入葱白、鹽、薑、味精等即成。

【附加說明】

羊腰可以促進睪丸間質細胞生成睪酮，增強生精功能。

11. 當歸牛尾巴湯

【適應範圍】
此湯有補血、益腎、強筋骨之功。適用於陽痿、腎虛腰痛、下肢酸軟乏力等症。

【材料分量】
當歸三十克，牛尾巴一條。

【製作方法】
牛尾巴去毛，切成數段，水適量煲湯，以食鹽少許調味，飲湯吃牛尾巴。

12. 刀豆豬腰湯

【適應範圍】
此菜湯鮮可口，益腎補元，對腰膝酸軟、遺精等患者有輔助療效，係家庭保健湯之一。

【材料分量】

刀豆十粒，豬腰子一個，料酒十克，精鹽二克，薑片二克，胡椒粉一克，豬油三十克，肉湯五百克。

【製作方法】

(1)將刀豆洗淨。將豬腰子剖開洗淨去盡臊，沖洗乾淨，下沸水鍋焯一下，撈出先淨切片。

(2)鍋置火上燒熱，下薑片、豬腰片，炒片刻，再加鹽、料酒、胡椒粉、豬油、肉湯、刀豆，燉至豬腰、刀豆熟透，盛入湯碗即可。

【附加說明】

豬腰要片得厚薄一致，燉時用文火。

13. 蓮子芡實豬瘦肉湯

【適應範圍】

此湯有補脾固腎之功，適於腎虛腰腿酸痛、神經衰弱、夜睡夢多、夢遺滑精、夜多小便等病症。

【材料分量】

蓮子五十克，芡實五十克，豬瘦肉二百克。

【製作方法】

三者加適量煲湯，用食鹽少許調味，佐膳。

14. 木耳湯

【適應範圍】

此湯湯色汁濃，有補腎強身、塡精益髓之功，對腎精虛衰之陽痿、精少、男性不育等有良效。爲家庭上等珍肴。

【材料分量】

白木耳三十克，鹿角膠七・五克，冰糖十五克。

【製作方法】

將白木耳用溫水發泡，除去雜質，洗淨，放砂鍋內，加水適量，用慢水煎熬。待木耳熟透時，加入鹿角膠和冰糖使之煬化，和勻，熬透即成。

【附加說明】

(1)鹿角膠指梅花鹿或馬鹿的角煎熬成的膠塊，以棕黃色、半透明、無腥香、切面平滑整齊者爲佳。

(2)陰虛火旺、目赤口乾及外感發熱者忌用。

15. 蟲草全鴨

【適應範圍】此湯有平補肺腎和止咳之功。適用於肺腎兩虛之喘咳、自汗、陽痿、遺精及病後虛弱，對神疲少食的人，有增加營養和輔助治療的作用。

【材料分量】蟲草十克，老雄鴨一隻，紹酒十五克，生薑五克，葱白十克，胡椒粉三克，食鹽三克。

【製作方法】

(1)鴨宰殺後去淨毛臟，剁去腳爪，剖腹去臟，沖洗乾淨，在開水鍋內略焯片刻，再撈出用涼水洗淨。蟲草用溫水洗淨泥沙，薑、葱洗淨切片待用。

(2)將鴨頭順頸劈開，取八～十枚蟲草納入鴨頭內，再用棉線紮緊，餘下的蟲草同薑、葱一起裝入鴨腹內，放入盅子中，再注入清湯，加食鹽、椥椒粉、紹酒調好味，用濕棉紙封嚴盅子口，上籠蒸約一・五小時鴨即熟。

16. 羊外腎湯

【適應範圍】

此菜湯汁乳白，肉質酥爛，醇香四溢，不腥不膻，有補腎壯陽、益精生精之功，對陽痿早泄、腎精衰少、骨質疏鬆、腰痛腿軟等有效。

【材料分量】

鮮羊外腎一對，豬骨頭湯一碗，豬脊一副，花椒十粒，胡椒末少許，生薑末一攝，葱白二根，芫荽末一撮，食鹽適量。

【製作方法】

⑴把羊外腎剖開，去筋膜，沖洗乾淨，切成薄片。

⑵將豬骨頭熬成濃湯，加入花椒、胡椒末、食鹽、生薑片、葱白，一齊放入鍋裡，用文火燒沸。

⑶把切成一寸段的豬脊髓投入，約煮十五分鐘，再投入羊外腎片，同時改用武火，大約三分鐘，傾入碗裡，再撒上芫荽末，即成。

【附加說明】
凡虛火內盛及脾虛生顯著忌用。

17. 菟絲子甲魚湯

【適應範圍】
此湯肉滑嫩不膩，湯汁清鮮，有益腎生精、滋肝養血之功。對男性頻頻遺精，或勞累引起的遺精，神經衰弱，腫瘤後期，或術後血細胞減少等均爲湯中上品。

【材料分量】
沙苑蒺藜三十克，菟絲子三十克，甲魚一千克，葱十克，薑五克，植物油、鹽、味精各適量。

【製作方法】
⑴洗淨菟絲子、沙苑蒺藜。殺死甲魚後，剖腹留肝、蛋，去腸雜，洗淨，切大塊備用。
⑵油鍋燒熱，放薑，甲魚塊，翻炒幾分鐘，放適量水，再燜炒幾分鐘，盛砂鍋內。將菟絲子、沙苑蒺藜也放砂鍋內，放清水以把甲魚浸沒爲準。大火燒開後，改小

火燉熟爛，加鹽少許，棄藥渣。

每日二次，每次一小碗，喝湯吃肉，分二～三天吃完，不宜過量。

【附加說明】

(1)脾胃濕熱者忌用。

(2)沙苑子、菟絲子以顆粒飽滿、無雜質者為佳。

(3)甲魚要除盡血污，以免影響湯汁。

18. 肉蓯蓉烏龜湯

【適應範圍】

此湯清鮮味醇，補腎塡精，壯陽起痿，對腎陰腎陽雙虛引起之遺精陽痿、體虛耳鳴、尿頻餘瀝、腰膝酸弱等，均爲湯中佳品。

【材料分量】

烏龜一千克，肉蓯蓉六十克，覆盆子三十克，鹽、黃酒各適量。

【製作方法】

(1)肉蓯蓉、覆盆子快速洗淨，放含有少量鹽的涼開水中浸泡一小時。

⑵殺死烏龜後，去內臟，洗淨，用開水燙去膜。

⑶將龜肉連殼，肉蓯蓉、覆盆子連浸泡的淡鹽水一起倒入大砂鍋內，加清水以浸沒鍋內物爲準。大火燒開，加鹽少許，小火燉至龜甲散開，龜肉熟爛時食用。

【附加說明】

龜肉不宜與豬肉、莧菜等同食。

19. 番茄牛尾湯

【適應範圍】

此湯味鮮美濃厚，鹹酸色艷，有益精補腎之功，適用於腎虛陽痿、不育、精少體弱等，是家庭春夏季湯中佳品。

【材料分量】

牛尾一千五百克，胡蘿蔔三十克，葱頭二百五十克，青豆一百克，清湯二千五百克，番茄醬二百五十克，油炒麵二百五十克，牛油一百五十克，香葉二片，鹽二十五克，味精、胡椒粉少許。

【製作方法】

(1)把胡蘿蔔去皮，洗淨切方塊，葱頭切方丁。取鍋放冷水煨牛尾，加些葱頭、胡蘿蔔、香葉。牛尾煮爛後撈出去骨，細小骨可以帶骨切方塊（如牛尾沒有帶皮的，可以煮牛筋切丁代用）。

(2)用牛油炒葱頭、香葉、胡蘿蔔丁，再放番茄醬呈紅油，燜熟湯碼。

(3)另用鍋加清湯，燒開後放油炒麵攪勻過籮，然後加入牛尾肉、菜碼、青豆，開後調劑口味即成。

【附加說明】

此湯牛尾宜選用黃牛尾中段，燉時要掌握好時間，移小火上燉，注意翻動，以免粘鍋。牛尾既要鬆軟，又不能離骨。

20. 海松子蛋湯

【適應範圍】

此湯鮮香爽口，有滋補強身、壯陽益腎之功，對男子陽痿不育、身體虛弱、腦力不足、健忘頭暈等有一定療效。

【材料分量】

雞蛋三個、香菇六克、海松子六克、食醋三十克，骨頭湯（雞湯、肉湯亦可）、蔬菜各適量，鹽、料酒、胡椒、香油各少許。

【製作方法】

⑴把海松子敲破。鍋內放水，把海松子下入，煮半小時，濾去渣滓，倒入骨頭湯內備用。香菇切成細末。

⑵鍋內放三碗水，加醋燒開。把雞蛋打入鍋內，不要碰破蛋黃。煮半熟時撈起，放在涼水碗裡，除去酸味。

⑶鍋內放入海松子骨頭湯，煮沸，加鹽、料酒、胡椒、香菇末、蔬菜。把蛋撈出下入鍋內，煮沸後倒入香油即可。

【附加說明】

海松子即紅松之果實。《本草通言》一書記載其有『益肺止嗽，補氣益血，潤腸止渴，溫中搜風』之作用。

21. 益氣促精湯

【適應範圍】

此湯鮮香味美，雞肉、麻雀腦細嫩，香菇醇香、營養豐富，有益氣健脾、壯陽促精之功。適用於男性性功能障礙、陽痿、少精、精液異常，可增強精子活力，爲冬春滋補佳品。

【材料分量】

母雞一隻，麻雀腦五個，人參十五克，黃芪二十克，水發香菇十五克、山藥二十克，精鹽、料酒、葱節、薑片、味精適量。

【製作方法】

(1)將母雞、麻雀腦收拾乾淨。

(2)雞、雀同放鍋內水煮，待七成熟時，加黃芪、山藥、香菇、葱、薑、鹽、酒，用文火煨爛爲止。人參用開水泡開，上籠蒸半小時。肉、湯、人參一起食用。

【附加說明】

外感風熱及虛火上炎者忌食用。

22. 八珍醒酒湯

【適應範圍】

此湯五色艷麗、酸甜爽口，有補脾潤肺、清心解毒、止咳定喘、解酒醒腦之功，適宜酒後食用。

【材料分量】

蓮子十克，白果五克，百合五克，桔子瓣五十克，核桃仁五十克，白醋五克，桂花汁及精鹽少許。

【製作方法】

(1)蓮子去皮心，掰成兩半；白果、青梅、山楂糕、核桃仁去衣切成丁；百合掰成瓣；紅棗去核、將蓮子、白果、百合、紅棗分別置於小碗內上屜蒸熟。

(2)鍋中放入清水燒開，加入白糖及冰糖使溶化，再加入蓮子等果料，煮開後將白糖、桂花汁及精鹽加入，用少量水澱粉勾芡。再煮開，即可出鍋。

【附加說明】

百合、白果、蓮子要用色正、顆粒大，飽滿、無蟲蛀者。

23. 桔味醒酒湯

【適應範圍】

此湯顏色鮮艷，酸甜可口，口感好，適用於男子飲酒後服用，有解酒醒神，開胃潤燥之功。

【材料分量】

桔子罐頭半瓶，蓮子罐頭半瓶，青梅二十五克，紅棗五十克，白糖三百克，白醋三十克，桂花少許。

【製作方法】

⑴紅棗去核洗淨，置小碗內加少量水上屜蒸熟；青梅切丁。

⑵將桔子、蓮子罐頭連湯汁一起倒入鍋內，加青梅、紅棗、白糖、清水、白醋、桂花等一起燒開，等糖化開後，用水澱粉勾芡，出鍋即成。

【附加說明】

桔子、蓮子罐頭一定要新鮮、保質。

24. 鴿子湯

【適應範圍】

此湯色澤美觀，汁香味鮮，有補肝腎，益精血、壯陽起痿、祛風解毒之功。適宜男子肝腎兩虛引起的陽痿不起，舉而不堅，頭暈目昏，腰腿無力等病症，爲湯中精品。

【材料分量】

鴿子一隻，雞肉二百克，青菜二十五克，雞湯七百五十克，精鹽三克，胡椒粉二克，葱花十克。

【製作方法】

⑴將鴿子宰殺，去毛及內臟、腳爪，洗淨，放入鍋中汆一下，撈出剔骨，肉切成丁。

⑵雞肉洗淨，下沸水鍋汆一下，切成丁；青菜汆一下，切成節。

⑶鍋中放入鴿肉、雞肉丁、鹽、胡椒粉、葱花，加雞湯，煮至肉熟爛，加入青菜，盛入碗內即成。

【附加說明】

青菜不要久汆；鴿子毛要去盡。

二、女性用湯

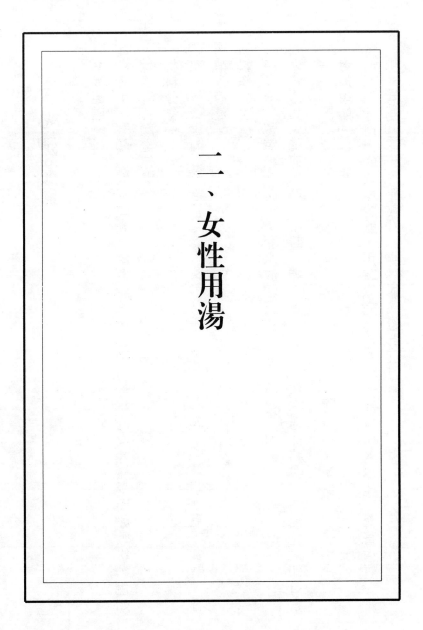

1. 光耀紅顏湯

【適應範圍】此湯有美容駐顏、健身豐乳之功。能使面色青白無華的女性變得面如敷粉，色如桃花，是美容養顏之佳湯。

【材料分量】豬瘦肉（或雞肉）二百克，紫河車五克，黨參十五克，黃芪二十克，食鹽、香油、味精各適量。

【製作方法】

(1)將黨參、黃芪和一碗半涼開水放燉盅內，隔水燉半小時。

(2)再將瘦肉、紫河車燉2小時，調入鹽、油、味精，隨即將參、芪湯兌入即可食用。

【附加說明】紫河車即健康人的乾燥胎盤，用時以完整色黃、潔淨無殘者爲佳。含蛋白質、維生素、糖、色疫因子及多種激素，能增強機體抵抗力。

2. 燕窩瘦肉湯

【適應範圍】
此湯長期服用，容顏嬌艷。適用於面色不華，萎黃，或有雀斑者。

【材料分量】
燕窩十五克，瘦肉九十克，雪耳十五克，冰糖、江瑤柱少許。

【製作方法】
加入燕窩、瘦肉、雪耳、江瑤柱，放適量的清水在煲內。煲至二小時後加入少許冰糖，調味即可。

3. 亭亭玉立湯

【適應範圍】
此湯汁濃湯白，雞藥爭香，營養潤補，性平健身，有補虛扶羸、嫩膚美容的功效，能使女子發育均勻，身體曲線優美，皮膚具有彈性，皺紋減少等。

【材料分量】

烏雞半隻二百五十～三百克，白朮、淮山藥、茯苓各十五克，陳皮七・五克，紫河車七・五克，精鹽、香油、薑片各適量。

【製作方法】

將烏雞、白朮、茯苓、山藥、陳皮、鹽、薑一起放砂鍋內煲湯，約九十分鐘，倒出熱湯淋入香油、味精，再把紫河車磨粉放湯內一同飲用。

4. 皮光肉滑湯

【適應範圍】

此湯汁鮮，色白，如牛奶色，味道醇厚，有補虛健胃、嫩膚養顏之功，能減少粉刺、暗瘡，使皮膚光滑，且能豐乳健美。常飲此湯，對少食胃弱等有治療作用。

【材料分量】

豬肚一個，木瓜一個，紫河車五克（磨粉），澱粉、食鹽、香油各適量。

【製作方法】

將豬肚用澱粉、油、鹽洗淨，再把紫河車，半熟半生木瓜切丁混合後放入豬肚內，並內線紮緊豬肚口，放冷水中煲湯。煲九十分鐘，湯水漸變牛奶白色，加入調料即成。飲湯食肚，每週一次。

5. 鯽魚通乳湯

【適應範圍】

此湯有健脾通乳、潤膚、祛皺之功。適用於婦女產後乳少，或面粗皮皺、早衰乾澀等病症。

【材料分量】

鯽魚五百克，通草二十克，豬前蹄一個，料酒、精鹽、味精、葱段、薑片、胡椒粉適量。

【製作方法】

(1)豬蹄拔淨豬毛，去雜，洗淨。放沸水鍋中焯一下，去掉血水，洗淨待用。通草洗淨。

(2)將鯽魚去鱗，去鰓，去內臟，洗淨。

(3)鍋中放適量清水，放進豬蹄煮一段時間，加入鯽魚、料酒、鹽、胡椒粉、葱段、薑片，煮至豬肉、魚肉熟爛，撈出薑、葱，用味精調味後即成。

6. 羊肉薑歸湯

【適應範圍】

本湯爲食療名方，有補氣血、驅風寒、暢血流之功，對婦女產後感受寒邪引起的腹痛和虛寒痛經有可靠療效。

【材料分量】

羊肉五百克，當歸十五克，生薑十五克，精鹽五克，料酒十五克，味精適量。

【製作方法】

(1)當歸、生薑用水洗淨，切長片。

(2)羊肉剔去筋膜，入沸水鍋內焯去血水後，撈出晾涼。切成五公分長、二公分寬的塊備用。

(3)取淨鍋(最好是砂鍋)加入清水適量，放入羊肉塊，加當歸和生薑，旺火燒沸後，撇去浮沫，加入調料，再用小火燉約一．五小時至羊肉熟爛即可。

【附加說明】

凡外感邪熱，或體內有宿熱者忌用之。

7. 白菜排骨湯

【適應範圍】
此湯有補骨強筋之功，適用於女性更年期後缺鈣引起的骨質疏鬆、腰痛腿軟等病症。

【材料分量】
排骨二百五十克（五兩），臘鴨翼四隻，臘鴨腳四隻，白菜四百克，菜乾五十克。

【製作方法】
(1)白菜洗淨，滴乾水切段；菜乾用清水浸乾，洗淨擦乾水，切段。
(2)排骨放在滾水中煮五分鐘，取起過冷水。
(3)臘鴨翼、臘鴨腳洗淨，切去臘鴨腳的趾甲。
(4)把適量之水煲滾，放下排骨、臘鴨腳、臘鴨翼、白菜、菜乾煲滾，慢火煲三小時，下鹽調味。

8. 黃豆豬蹄湯

【適應範圍】

此湯鮮香可口，色白汁濃，補脾益胃，養血通乳，對產後無乳或少乳，是道催乳和胃佳肴。亦可使人體強壯而不使人肥胖。治皮膚乾皺粗糙。

【材料分量】

豬蹄一隻約七百五十克，黃豆一百五十克，黃酒、葱、薑、精鹽、味精各適量。

【製作方法】

豬蹄用沸水燙後拔淨毛，刮去浮皮，加清水、薑片煮沸，撇沫，加黃酒、葱結及冷水浸泡過一小時的黃豆，加蓋用文火燜煮半酥，加調料再煮一小時。

【附加說明】

豬蹄要刮洗乾淨，燜煮時掌握火候。

9. 豆腐紅糖湯

【適應範圍】
此湯有和血調經之功，適用於婦女經行不暢、小腹脹痛等症。
【材料分量】
鮮豆腐五百克，紅糖三十克。
【製作方法】
將豆腐切成小條塊，水煮後加入紅糖。日食兩次，不拘時飲。

10. 火腿冬瓜湯

【適應範圍】
此湯香味濃郁，有補虛、生乳、利濕之功。對產婦小便不暢、小腹脹滿及產後體虛缺乳症有良好效果。
【材料分量】
火腿肉五十克，冬瓜二百五十克，火腿皮一百克，葱段、精鹽、味精適量。
【製作方法】
(1)冬瓜去皮切成五毫米厚的片。

(2)豬油燒至五成熟，爆香葱花，加入火腿皮與水，沸後撇沫，燜煮三十分鐘投入冬瓜，再煮至冬瓜酥軟，加上調料和火腿肉片，沸煮三～五分鐘即成。

11. 鰱魚絲瓜湯

【適應範圍】

有補中益氣、生血通乳之功。對產後氣血不足所致的乳汁少，或乳行不暢的患者最爲適宜。

【材料分量】

鰱魚一條，絲瓜二百克，料酒、精鹽、葱段、薑片、熟豬油、糖、胡椒粉各適量。

【製作方法】

(1)將絲瓜去皮，洗淨切成條。

(2)將鰱魚去鱗，去鰓，去內臟，洗淨，斬成幾段。放鍋中，再放入料酒、鹽、葱、薑、糖、油，注入適量清水，煮至魚熟，加入絲瓜條，煮至魚和絲瓜皆熟，揀去葱、薑，用胡椒粉調味即可。

【附加說明】絲瓜過量有腹瀉滑腸之弊。

12. 烏雞湯

【適應範圍】此湯溫中健脾，補益氣血，既可補血，又可禦寒，對婦人因氣血暴虧引起的崩漏不止，產後血虛，身體虛弱，喜暖怕冷，氣短乏力等皆可食之。是秋冬季理想佳肴。

【材料分量】雄烏雞一隻，陳皮三克，良薑三克，胡椒六克，草果二個，葱段、豆豉、醬、味精各適量。

【製作方法】將陳皮、良薑、胡椒、草果等四味用紗布包紮，與洗淨的雞塊同燉，放入葱、豆豉、醬等熬成湯。

【附加說明】雞肉多食易生熱動風，故有實邪者，或熱邪未清者禁食。

13. 阿膠雞子黃湯

【適應範圍】此湯有養心解慮、柔肝緩痙的作用、可達到緩解陰道痙攣之功效。同時對婦女陰虛面色紅赤，心煩失眠者有效。

【材料分量】石決明十五克，雙鈎藤六克，生地十二克，炙草二克，茯神十二克，絡石藤九克，生牡蠣十二克，阿膠六克，雞子黃二枚。

【製作方法】將石決明、雙鈎藤、生地、炙草、茯神、絡石藤、生牡蠣用水煎汁去渣，納入阿膠煬化，再加入雞子黃，攪均匀即可，一次溫服。

14. 豆芽豆腐湯

【適應範圍】

此湯價廉物美，營養豐富，湯汁稠濃，色澤乳白，豆芽酥軟，豆腐多孔軟嫩。產婦常食有助乳的功效。

【材料分量】

黃豆芽五百克，豆腐二百五十克，熟豬油五十克，精鹽十克，味精一克，葱段五克。

【製作方法】

(1)將豆牙擇去根及爛芽，洗淨瀝乾水分。豆腐切成一公分見方的丁，放入碗內，用開水燙去豆腥味。

(2)炒鍋上火，舀入熟豬油燒至七成熱，放入葱段，煸炒出香味，再放入豆芽煸炒至半熟，放入開水約一千克，用旺火燒半小時，再放入豆腐丁，用旺火燒半小時，待湯汁乳白時，加入精鹽、味精，起鍋裝入湯碗內即成。

15. 蘑菇鮑魚湯

【適應範圍】

此湯肉嫩湯鮮，黑白相間，是高蛋白、低脂醇的佳肴。有平肝補虛之功，是女性孕前或妊娠中及產後身體虛弱、頭暈目眩、慢性肝炎的食療佳品。

【材料分量】

蘑菇（鮮）一百克，鮑魚一百克，精鹽、葱薑末、味精、芡粉少許。

【製作方法】

將蘑菇洗淨切片，鮑魚肉洗淨切條並用少許鹽及芡粉調和勻。在鍋內用調料熬好湯汁，先入蘑菇片燒五分鐘，再入鮑魚條燒開五分鐘即成，每日一餐。

【附加說明】

(1)鮑魚又名珍珠母、千里光、鮑魚皮等。性味甘苦，涼，肉含蛋白質，多種維生素；殼含精氨酸等二十餘種氨基酸。有平肝潛陽、除熱明目之功。

(2)食用前先行水發，使之膨脹，發好的鮑魚呈乳白色，肥厚軟嫩。

(3)外感風寒，脾胃虛弱者忌食之。

16. 烏雞烏賊當歸湯

【適應範圍】

此湯味道鮮美，質地細嫩，能補虛補血調經。主治婦人血虛經閉，或大病後身體虛弱、月經不調、經行腹痛，是家庭養身之珍品。

【材料分量】

水發烏賊魚肉五百克，當歸三十克，黃精六十克，雞血藤一百二十克，烏骨雞一千克，葱白、生薑、料酒、食鹽各適量。

【製作方法】

⑴將烏雌雞宰殺後，去毛和內臟洗淨；將洗淨切好的當歸身、黃精、雞血藤放入雞腹中，置砂鍋內，加入清水適量。

⑵用武火燒至欲沸時，打去浮沫；然後將水發烏賊魚肉、生薑（拍破）、料酒、葱白、食鹽加入，改用文火煨燉，直至雞肉熟爛爲度。可分餐食用，吃肉喝湯。

【附加說明】

烏賊魚又叫墨魚，性味鹹平，養血滋陰，所以脾胃有濕者不宜多食。

17. 清牛肉湯

【適應範圍】

此湯有補血養血之功。適用於婦女面虛貧血、面色蒼白等病症。

【材料分量】牛肉一百五十克，米酒三十克，薑汁少許。

【製作方法】將牛肉切成細小的薄塊放入盅內，加入適量的水，再放酒和薑汁，然後隔水燉二小時。

18. 番茄肝膏湯

【適應範圍】此湯色澤美觀，湯濃香鮮，有補肝明目、養身下乳之功，適宜婦女肝陰虧虛所引起視物昏花，貧血萎黃，產後乳少，體弱消瘦，亦用於腦力勞動者。

【材料分量】豬肝二百五十克，蝦仁十五克，蘑菇二十五克，雞蛋一個，番茄十克，黃酒、葱段、薑片、胡椒粉、精鹽、味精適量。

【製作方法】

(1)將豬肝切去筋膜洗淨，切丁後用刀排敲成細膩的漿，加上酒、薑汁、蛋液、鹽、胡椒粉、味精，攪打成漿，用旺火蒸十～十五分鐘至結膏。
(2)清水加蝦末、黃酒煮沸五分鐘倒入蘑菇、番茄丁和肝膏，再沸後調味並淋上豬油。

【附加說明】
用刀排敲豬肝要邊敲邊去細筋；蒸肝膏火不宜過大；肝膏入碗動作要輕。

19. 益氣鯽魚湯

【適應範圍】
此湯魚肉細嫩，湯鮮味美，清淡可口，極富營養，有補益養血、生乳通乳之功，是婦女產後體虛、氣血虧損，缺乳或乳少不下的家庭常食湯肴。

【材料分量】
鯽魚一條，生黃花十五克，黨參十克，白芍十克，陳皮五克，食鹽、葱薑、植物油、味精適量。

【製作方法】
(1)將魚去鱗及內臟，沖洗乾淨。將生黃芪、黨參、白芍、陳皮共同放入乾淨紗布中，製成藥袋。⑵將藥袋放入魚腹中，魚腹用棉線縫合。炒鍋加植物油，油熱後，魚放入鍋中略炸一下，放薑絲、葱末，加清水適量，慢火燉煮，至湯呈奶白狀，加鹽、味精調味，即可食用。

【附加說明】

剖魚時不要弄破苦膽，摳盡魚鰓，以免影響湯味。

20. 栗子豬腰湯

【適應範圍】

此湯有健脾和胃，補虛養顏之功。適用於產婦產後貧血、小兒營養不良、面青口唇白、腰乾腳弱、食少消瘦等病症。

【材料分量】

豬腰一個，羊肉一百二十克，栗子肉一百五十克。

【製作方法】

將豬腰、栗子肉、羊肉放入煲內，加入適量的清水，煲至二小時，調味即可飲。

21. 月母雞湯

【適應範圍】

此湯色白油亮，湯醇肉嫩，香味濃郁，口感舒適，有溫中益氣、補精添乳之功，對產婦體質恢復、產後乳少、病後虛弱均是滋補佳品。

【材料分量】

仔母雞一隻（約一千五百克），生薑十克，葱三十克，川鹽二克，料酒五十克，胡椒粉一克，化豬油二十五克，湯三千克。

【製作方法】

⑴活雞殺後去毛，去內臟，去骨，剁成三公分見方的小塊，放入開湯鍋內汆，去血水，撈出。

⑵炒鍋洗淨，燒燙，下化豬油二十五克，燒到六成熱時，放入薑、葱節，炒出香味後，再下雞塊，煸一下，烹入料酒，隨即摻湯三千克，下川鹽、胡椒粉，用旺火燒至湯汁成白色時，揀去薑、葱，再移在小火上燒粑，上菜時，盛入碗內上桌即成。

22. 奶油桂魚湯

【適應範圍】

此湯色澤乳白，肉嫩味鮮，係上等湯品。有益脾胃、補虛損、增乳通乳之功，爲婦女體弱多病、產後缺乳等病症的保健用湯。

【材料分量】

桂魚一條（約三百五十克），筍片二十五克，火腿肉二十五克，黃酒、葱節、薑片、精鹽、味精適量。

【製作方法】

魚去細鱗、腸雜、加酒、鹽略漬，豬油爆香薑片，投入筍片翻炒，加水煮沸、推入魚，加酒、鹽用文火燜煮四十分鐘，至湯呈白色，撒上火腿末、葱花，淋上豬油。

【附加說明】

桂魚又叫鱖魚，鮭魚、鰷魚、石桂魚，有補氣健脾、養血行瘀的功效。魚肉細嫩鮮美而無小刺，老幼皆宜。

23. 黃豆芽蘑菇湯

【適應範圍】

此湯味極鮮美，家庭常用，經濟實惠，有清熱利濕，解水脹、消積熱功效，對孕婦高血壓、妊娠水腫、妊娠泌尿系感染等均爲輔助治療之湯品。

【材料分量】

黃豆芽二百五十克，鮮蘑菇五十克，精鹽、味精各適量。

【製作方法】

黃豆牙摘去根，洗淨，加適量水煮二十分鐘，下蘑菇片，調味後再煮三分鐘，起鍋溫食。

【附加說明】

不要過早加入精鹽，以免影響湯汁鮮美。

24. 荷葉保胎湯

【適應範圍】此湯甘甜如蜜，婦幼皆宜，有安胎保胎、止血安神、解暑醒腦之作用。是婦女暑季常飲之湯肴。

【材料分量】鮮荷葉二張，紅糖五十克。

【製作方法】先將荷葉洗淨，切成細絲，與紅糖同煮後去荷葉渣，即可飲用。

【附加說明】

(1)荷葉以葉大、完整、色綠、無斑點者爲佳。

(2)忌鐵器煮熬。

(3)上焦邪盛者忌用。

25. 火腿豬骨冬瓜湯

【適應範圍】此湯清鮮爽口，色澤清雅，有健脾開胃、生精益血、利尿補鈣之功。對婦女產後體虛、食慾不振、妊娠水腫及兒童佝僂病等，是食療精品湯肴。

【材料分量】

熟火腿七十五克，豬骨頭、冬瓜、精鹽、味精、火瞳（瞳骨）、薑片、葱節、紹酒各適量。

【製作方法】

(1)冬瓜洗淨，切成長約五公分、寬三公分、厚一公分的片。

(2)熟火腿節同樣大小片十二片。

(3)取淨鍋一隻，加入清水、火瞳、豬肉骨頭、葱、薑，旺火燒沸，撇去浮沫，加入紹酒，移至大火焖煮二小時左右。

(4)待湯汁醇厚時，撈出火瞳、肉骨及葱、薑，放入冬瓜，煮三~五分鐘即熟。

(5)用精鹽、味精調好口味，盛入大湯碗，覆上火腿片即成。

【附加說明】

凡外感未清、積滯未化、脹悶未消者忌食。

26. 花仁蹄花湯

【適應範圍】

此湯白汁濃，肉糯嫩香，營養豐富，有補血、通乳、潤腸的作用。對產後婦女乳汁不通、大便秘結最爲適宜。

【材料分量】

豬蹄一千克，花生米二百克，老薑三十克，精鹽二十五克，胡椒粉一・五克，味精一克，葱十克。

【製作方法】

(1)將豬蹄鑷毛，燎焦皮，浸泡後刮洗，對剖後剁成三公分見方的小塊。花生米在溫水中浸泡。葱切葱花，薑拍破，待用。

(2)把鋁鍋或砂鍋置旺火上，加入水（重約二千五百克），下豬蹄，燒沸後撇盡浮沫，放進花生米、薑。

(3)待豬蹄五成熟時，將鍋移至小火上，加鹽繼續煨燉。待豬蹄燉熟後，起鍋盛入湯鉢中，撒上胡椒粉、味精、葱花，即可上桌。

【附加說明】

(1)花生仁以體肥、色白、氣香、味帶甜者爲佳。發霉者勿用。

(2)凡有濕寒停滯或腹瀉者忌食。

三、老年用湯

1. 黃芪猴頭湯

【適應範圍】

本湯方藥有補腦強身，益氣養血的功效。用於老年病後體弱，食少乏力，心慌自汗，營養不良，貧血，糖尿病及易患感冒者。具有味道鮮美，營養價值高的特點。

【材料分量】

猴頭菌一百五十克，黃芪三十克，嫩雞肉二百五十克，生薑十五克，葱白二十克，胡椒麵三克，食鹽五克，紹酒十克，白菜心一百克，清湯七百五十克。

【製作方法】

(1)猴頭菌沖洗後放入盆內用溫水發漲，約三十分鐘後，撈出削去底部的木質部分，再洗淨切成約二毫米的大片，發猴頭菌的水用紗布過濾待用。

(2)雞肉洗淨後剁成三公分長、一．五公分寬的條方塊，黃芪用溫毛巾揩淨後切馬耳形薄片，生薑、葱白均切成細節，小白菜心用清水洗淨待用。

(3)鍋燒熱下豬油，投入黃芪、薑、葱、雞塊共煸炒後，放入食鹽、紹酒、發猴頭的水和少量清湯，武火燒沸後再用文火燒一小時左右，然後下入猴頭菌片再煮半小時，即可撒入胡椒麵和勻。

(4)先撈出雞塊放在碗底部，再撈出猴頭菌片蓋在上面。湯中下入小白菜心，略煮片刻舀入碗內即成。

2. 清蒸龜鳳湯

【適應範圍】

此湯咸鮮濃香，肉質軟嫩，營養極高，有補腎養血，滋肝延年之功。適應於老年人延年益壽，預防衰老食用，或大病久病之後調養服用。也是家庭冬季湯中佳品。

【材料分量】

活龜一隻（約一千克），活母雞一隻（約五百克），料酒五十克，香油十克，精鹽七克，生薑、蔥結各二十克，胡椒二克，清水一千五百克。

【製作方法】

(1)將母雞宰殺，去毛及內臟，斬去腳爪，洗淨，待水沸入鍋中氽去血水，撈起備用。

(2)將活龜用清水餵養二～三天，讓其吐出腹中污物（其間換水兩次）。臨烹製時將龜仰放在菜板上，讓其頭自然伸出，用刀斬斷龜頭，放盡血，放入八十度C的燙水內浸泡十分鐘，用刀刮去龜腹和背上的黑色皮膜，洗淨。將龜體側拿在一手中，另一手用刀背沿龜甲邊沿處敲打至上下齒口鬆動，揭下龜板，剖開肚殼，去掉內臟和腳爪，洗淨備用。

(3)取鋁鍋一個，放入雞、龜、薑（拍破）、葱（挽結）、胡椒、料酒、清水（以淹沒雞、龜爲度），用旺火燒開，淨浮沫。移至微火慢燒三小時，直至雞、龜軟爛而不糟糊，放入鹽和龜板再燒半小時，讓其入味。上席時將雞、龜平放湯碗中，將龜板蓋在龜肉上面，摻入厚汁湯，淋少許香油即成。

【附加說明】

(1)龜鳳象徵吉祥，龜以長壽聞名於世，常有「龜壽鶴年」之說。

(2)燙龜的水溫不宜過高過久，以免將龜邊齒燙綿。燉製中途不要加水。

3. 田七金龜湯

【適應範圍】

此湯鮮美醇香，有滋陰補腎、益壽延年之功。適用於老年肝腎陰虛，或氣血不足引起之少氣乏力、面色無華、腰膝酸弱、行動遲緩、耳鳴目盲等症。多用於祝壽筵席，爲湯中滋補佳品。

【材料分量】

金龜一隻（約四百克），帶骨老雞肉五百克，田七十克，薑片五克，葱結五克，料酒五克，精鹽三克，味精一克，胡椒粉〇·三克，雞湯一千五百克。

【製作方法】

(1)將金龜宰殺，去內臟，用開水燙去血污，搓去皮衣，清水洗淨。雞肉斬塊，汆入開水，去污跡，清水逐塊洗淨。

(2)湯盆一個，先放雞塊及拍裂的田七，再放金龜及薑片、葱結、料酒、雞湯、精鹽、味精，蓋上蓋，上籠用大火蒸二小時，上桌去薑、葱，撒上胡椒粉。

【附加說明】

(1)田七以上大堅實、體重皮細、斷面棕黑、無裂痕者爲佳。

(2)金龜在烹製過程中，要隨時打去浮沫。

4. 龜鶴延年湯

【適應範圍】

此湯肉色黃亮，湯汁乳白，味道鮮美，食後口有餘香，有補肝益腎、延年抗衰之功。適用於老年體弱、肝腎兩虛、頭暈耳聾、兩目乾澀、二便失禁等病症。多用於祝壽宴席。

【材料分量】

烏龜肉七百五十克，仔母雞七百五十克，豬油五十兒，精鹽十克，香菇五十克，生薑末七十五克，葱段五十克，味精二克。

【製作方法】

⑴將仔母雞宰殺去毛，去內臟洗淨，剁成四厘米見方的塊，淘洗乾淨。

⑵龜肉在沸水中燙二分鐘取出，拆去粗皮和黑衣，剁去龜頭和趾甲，剁成同雞塊大小的塊，洗淨瀝乾。

⑶鍋置旺火上，下豬油燒至七成熱，下葱段、薑末炸出香味後，下龜肉和雞塊，炒乾水分，下三克精鹽入味。然後起鍋盛入砂鍋中，一次放清水一千克和水發香菇，置旺火上煨二小時，待肉質酥爛，放味精二克，至湯汁稠濃、香氣四溢時，連砂鍋上桌即可。

【附加說明】

(1)據傳說本湯即創於戰國時期，原名叫「鮮甘雞」

(2)應將龜的膽、肺去淨。

5. 蛋白香菇湯

【適應範圍】此湯味鮮質清，氣香色白，老年人食之有駐顏和益壽延年的妙處，並能提高人體的抗癌能力。

【材料分量】香菇一百克，雞蛋四個，鮮清湯、麵粉適量，紫菜、食鹽、味精、葱薑汁各少許，雞腱肉二條。

【製作方法】(1)先取三個雞蛋打破，雞蛋黃和雞蛋清分別放置；雞腱肉刮去筋膜，剁成泥狀與蛋清一起攪均勻。另一個雞蛋亦取蛋清抽成蛋清糊，把發好的香菇取出稍攥一下水分，加食鹽、味精少許調勻喂好底口味，粘麵粉和上述兩種蛋清糊，備用。

(2)把湯勺刷淨加足量清水燒至八成開時，將粘有麵粘和蛋清糊的香菇放入湯勺內氽熱，撈出入冷水過涼暫置一旁。

(3)湯勺再刷淨後加鮮湯燒開去浮沫，加食鹽米醋、葱薑汁、味精各少許，調成鹹鮮口味，隨即將放涼後的香菇及切成像眼片的紫菜燒開，即可食用。

6. 銀杞明目湯

【適應範圍】

本湯方有補肝益腎、明目養顏的功效。用於老年肝腎陰虛、兩眼昏花、視物模糊、形體憔悴等病症。補而不燥，是較理想的補味湯品。

【材料分量】

乾銀耳三克，枸杞子五克，雞肝一百克，茉莉花二十克，紹興酒十克，生薑汁六克，食鹽三克，味精二克，濕澱粉、清湯適量。

【製作方法】

(1)銀耳用水泡漲洗淨，擇去雜質，撕成小片，用清水浸泡待用。茉莉花擇去花蒂，淘洗乾淨放在盤裡。枸杞子洗淨待用。

(2)雞肝用清水洗淨，切成薄片，放入碗中，加入適量的濕澱粉、紹酒、薑汁、鹽調勻待用。

(3)勺置火上，放入清湯，加入紹酒、薑汁、鹽、味精，隨即下銀耳、雞肝、枸杞子，燒開撇去浮沫，待雞肝剛好，盛入碗中，撒上茉莉花即成。

7. 烏雞白鳳湯

【適應範圍】

此湯有補益強身，解毒抗癌的功效。對老年慢性消耗性疾病，身體虛弱，慢性肝炎，預防癌症，均有良好效果。

【材料分量】

活烏雞一隻約一千克，白鳳尾菇五十克，黃酒、葱、薑、鹽、味精各適量。

【製作方法】

(1)雞宰殺後控淨血。

(2)清水煮至九十度C左右，見四周冒水泡時，加入一匙鹽離火，浸入雞。見雞毛濕淋提起脫淨毛及嘴尖、腳上硬皮，剪去爪尖，剪開肛門，開膛取出內臟，用水沖洗乾淨。

⑶清水加薑片煮沸，放入雞，加入黃酒、葱結，用文火燜煮至酥，推入白鳳尾菇，調味後沸煮三分鐘起鍋。

8. 肝膏湯

【適應範圍】

肝膏質地細膩，湯味清鮮，有補肝益陰、養血延壽之功。對形體早衰老，頭髮乾枯無光、早白早脫，神經衰弱，遺精、慢性肝炎、肝硬化、失眠健忘都是理想藥膳靚湯。

【材料分量】

豬肝一百克，雞蛋五十克，木耳二克，番茄十克，小白菜心十克，肉湯適量，葱、薑汁、味精各少許。

【製作方法】

⑴木耳用開水發漲，清水洗淨；番茄、小白菜洗淨，番茄切成小丁，小白菜切成段。

⑵雞蛋打入碗內調勻，一半入鍋中（鍋中先塗一點油），攤成蛋皮，切成細絲。

(3)將肝洗淨去筋，用刀背捶成泥（邊捶邊去細筋），入碗內加肉湯調勻，再用乾淨紗布濾去渣留汁，與留下的蛋汁一起入碗內調勻，加鹽、葱和薑汁充分攪勻，上籠用旺火蒸十分鐘，即成肝膏。

(4)鍋中放入清湯一碗，加木耳煮沸片刻，再加葱、薑汁、小白菜心、番茄、蛋皮絲和鹽，燒開片刻，加味精起鍋，倒入大碗內；將蒸好的肝膏，用小刀沿蒸碗邊輕輕一劃，順碗邊小心倒入盛有菜湯的碗內，即成。

9. 枸杞雛鴿湯

【適應範圍】

此湯鮮味美，清口不膩，滋肝補腎，益氣養陰，對於老人久病體虛、氣短乏力、目昏眩暈、腰腿酸軟及糖尿病、陽痿患者是較好的營養滋補佳品。

【材料分量】

雛鴿三隻，枸杞子三十克，雞湯一千二百五十克，精鹽六克，白糖五克，料酒五克，葱、薑、胡椒粉各少許。

【製作方法】

(1)將雛鴿去毛，開膛洗淨，每隻剁成四塊，然後入開水汆透撈出，洗去血沫備用。
(2)枸杞子用溫水洗淨。
(3)將鴿塊盛放在盤子裡，放入葱段、薑片，加入雞湯和枸杞子，蓋嚴後蒸九十分鐘左右。取出，揀出葱、薑，加入調料，調好味，盛入湯碗即可。

10. 金絲銀魚湯

【適應範圍】

此湯有健胃補虛，潤肺利水之功。適用於老人體弱多病、氣血不足、虛勞咳嗽、慢性腎炎等病症。

【材料分量】

乾銀魚七十五克，火腿五十克，雞皮二十五克，芙蓉蛋一個，豬油六十克，冬筍或青菜適量，鹽少許。

【製作方法】

(1)先用溫水把乾銀魚發軟，撈出備用。
(2)火腿、雞皮切成絲。

(3)鍋內放豬油，把銀魚放入略炒幾下，然後把火腿絲、雞皮絲放入同炒，再添上鮮湯，最後下芙蓉蛋、冬筍、鹽，用小火煮，水不宜多。

11. 蟹湯

【適應範圍】

凡老人陰血不足、營養欠佳而致消瘦、口乾舌燥、頭暈目花者均可食用。蟹味鹹寒，與蛋相佐，有滋補養顏之功。

【材料分量】

蟹肉六十克，雞蛋三個，雞鴨汁四百五十克，醬油五克，薑汁六克，葱花少許。

【製作方法】

(1)將雞蛋打碎去殼，入雞鴨汁內攪動，然後上籠，蒸成蛋羹。

(2)鍋內放雞、豬油，將蟹肉稍稍炒一炒。再加入湯汁、醬油，煮沸。等湯汁滾開片刻後，加入薑汁、葱花，然後起鍋，盛入雞蛋羹碗內。

12. 羊龜湯

【適應範圍】

此湯爲滋陰養血，補腎壯陽之佳品，對高年陰陽俱虛引起之貧血、遺精、早泄、小便頻數或失禁者，是很好的滋補藥膳。

【材料分量】

羊肉五十克，龜肉五百克，黨參十克，枸杞子二百一十克，附片十克，當歸六克，熟豬油、胡椒粉、味精、料酒、冰糖、葱段、薑片各適量。

【製作方法】

(1)將龜肉用沸水燙一下，刮去表面黑膜，剔去腳爪，洗淨。

(2)洗淨的龜肉、羊肉隨冷水下鍋，煮開後撈出，再用清水洗，然後，分別切成小塊。

(3)把黨參等四種藥洗淨。

(4)鍋置旺火上，熟豬油燒至八成熱時，下龜肉和羊肉煸炒，加料酒，炒乾水分備用。

(5)用砂鍋放入煸炒過的龜肉和羊肉，再放冰糖、黨參等藥以及葱、薑，加清水一千二百五十毫升。大火燒開後移到小火上燉至九成爛時，再放枸杞略燉。離火，放胡椒粉、味精即成。

13. 核桃人參湯

【適應範圍】
此湯有強腰壯腎、益氣定喘的功効。對老年腎不納氣的氣管炎有顯著療效，亦可用於糖尿病、哮喘、低血壓病。

【材料分量】
核桃肉二十克(不去皮)，人參六克或黨參二十克，生薑三片，冰糖少許。

【製作方法】
將核桃肉、人參、生薑加水適量同煎，取汁二百毫升，去薑，加冰糖少許即成。

【附加說明】
此湯性偏溫，故對痰熱實喘、陰虛有熱、痰中有血者不宜服。

14. 杜仲羊腰湯

【適應範圍】

杜仲甘溫補腎，強壯筋骨，與羊腰同煮，可治療老年腎氣虧虛、腰膝酸痛、腳膝無力、陽事衰敗。最宜冬春補之。

【材料分量】

羊腰二個，杜仲五克，食鹽、薑、葱、料酒各適量。

【製作方法】

⑴羊腎剖成兩半，去腰臊及腥物，在冷水中浸泡片刻，去掉血水。杜仲用乾淨紗布包起來待用。

⑵取砂鍋一隻，坐旺火，放清水，再將羊腎與杜仲藥袋放入，大火燒開後，加鹽、料酒、葱段、薑片，用文火燉煮至熟。

【附加說明】

此湯對陰虛火旺、熱病後期患者禁用。

15. 鱉魚滋腎湯

【適應範圍】

此湯味鮮汁香，鱉肉軟爛，是滋陰補腎之佳品。主治老年肝腎陰虛引起的腰膝酸軟、頭暈目花、低熱盜汗，或各種癌腫手術後身體虛弱，或陰虛型再生障礙性貧血。

【材料分量】

鱉魚一隻（三百克以上者），枸杞子三十克，熟地黃十五克，食鹽、生薑、葱適量。

【製作方法】

將鱉魚放沸水鍋中燙死，剁去頭爪，揭去鱉甲，掏出內臟，洗淨，切成小方塊，放入鋁鍋內，再放入洗淨的枸杞子、熟地黃，加水適量，武火燒開，再加入鹽、薑、葱，改用文火燉熬至鱉肉熟透即成。如常食用，可佐餐，可單食。

【附加說明】

(1)此湯滋膩粘滯，對於脾虛失運，食少便溏者不宜服；時邪未淨的病人忌服。

(2)《木草備要》謂：「忌莧菜」。

16. 芋艿肉湯

【適應範圍】

此湯色澤紅潤，鮮香爽口，有扶正固本，補脾益腸的功能，是老年人補身強體之佳品，可增加機體抗病能力。凡脾胃虛弱，腸道病、結核病、慢性肝炎或病後恢復期的老人皆可食用。

【材料分量】

芋艿三百克，牛肉二百克，青菜葉二百克，薑末十五克，葱花十五克，番茄醬九十克，料酒、精鹽、醬油、味精、澱粉各適量。

【製作方法】

(1)芋艿去皮，洗淨，切成厚〇·五公分的塊。牛肉洗淨，切成小丁塊，放入盆中，加花生油、澱粉、料酒、醬油拌勻，稍腌。

(2)鍋燒熱，加少許食油，放入薑末，投入牛肉煸炒三分鐘，加清水（約八百克）、芋艿、精鹽，蓋蓋。燒至芋艿已熟時放番茄醬、青菜葉，再燒開後放味精出鍋，盛入大碗中，撒上葱花即成。

17. 芙蓉豬肺湯

【適應範圍】

本方有補益虛損、止咳止血、清熱排膿的療效。主治老人虛勞咳嗽，咳血，上感久咳，痰喘不止及慢性喘息性支氣管炎急性發作者。還可預防呼吸道疾患，以及老年崩漏、肺痛。

【材料分量】

木芙蓉花六十克，豬心肺一具，鹿銜草三十克，紅糖六十克。

【製作方法】

將豬心肺洗淨，加水適量，用砂鍋煮沸，打去泡沫，下鹿銜草共燉，至豬心肺熟透，再下木芙蓉花，燉二十～三十分鐘，然後撈起豬心肺，切片，蘸紅糖服，並喝湯。

18. 大排蘑菇湯

【適應範圍】

大排骨補腎養血，滋陰潤燥，骨髓腔內有養血補血之營養成分；蘑菇能開胃理氣，解毒化痰，抑瘤抗癌，增加免疫力；西紅柿能涼血平肝。此湯可用於老年貧血等血液系統疾病，傳染性肝炎，各種腫瘤，高血壓，眼底出血，形體早衰等。

【材料分量】

大排骨五百克，鮮蘑菇一百克，西紅柿一百克，黃酒、精鹽、味精適量。

【製作方法】

(1)每塊大排骨用刀背拍鬆，再敲斷骨髓後加油、鹽腌十五分鐘。

(2)水沸放入大排，撇去沫加酒，用文火煮三十分鐘，加入蘑菇再煮十分鐘。調味並投入番茄片煮沸。

19. 牛肉湯

【適應範圍】

此湯色澤淡黃，湯清透亮，滋味鮮美，有補脾胃、益氣血、強筋骨的作用。適用於老年虛損消瘦，消渴，筋骨酸軟，萎黃脫髮，以及大病後恢復的輔助治療。

【材料分量】

牛雜骨五千克，碎牛肉二千五百克，黃皮蒜頭五百克，胡蘿蔔五百克，淨清芹菜二百五十克。

【製作方法】

(1)將胡蘿蔔每根順長剖成兩條，葱頭平放，橫切片成兩塊，芹菜自中腰一切兩段，把胡蘿蔔和葱頭塊分別放熱爐板上，兩面烙烤呈黃色，取下待用。

(2)將牛雜骨洗淨，棒骨砸斷，與牛肉一起放湯桶內，加入清水（二千五百克），旺火煮，湯開立即撇去血沫，然後移到小火煮，使湯微沸，不斷撇出浮油（熬煉另用）。將胡蘿蔔條、葱頭塊和芹菜段放湯鍋內，用小火繼續煮約三小時，離火。

(3)取細孔蘿放淨鍋上，將牛肉湯濾入鍋內，置於陰涼通風的地方，隨時可用。

【附加說明】

牛肉性溫，所以熱邪熾盛、濕熱症不宜食用。

20. 腰花木耳湯

【適應範圍】

此湯鮮美嫩脆，滋陰涼血，益腎強筋，對腎虛腰痛、耳聾耳鳴、遺精盜汗、大便痔瘡出血等甚佳。亦可用於脫髮早白，健腦潤膚。

【材料分量】豬腰子三百克，水發木耳十五克，筍花片三十克，葱段五克，味精五克，精鹽十克，胡椒粉一．五克，上湯一千克。

【製作方法】⑴將豬腰子一劈兩半，刮去腰臊，洗淨後切成蘭花片，用清水泡一泡。木耳用清水洗淨泥沙備用。

⑵將腰花、木耳、筍片一起下開水鍋氽熟後撈出，放在湯碗內，加入葱段、味精、精鹽、胡椒粉，再將燒沸的上湯倒入湯碗內便成。

21. 銀耳鵪鶉蛋湯

【適應範圍】此湯鵪鶉補五臟虛弱；鵪鶉蛋有「動物人參」之雅稱，含有高質量的多種磷脂、激素等人體營養成分；銀耳潤肺補腦，輕身強志；蘑菇、西紅柿解毒涼血。故對神衰體弱，心臟病、高血壓、血管硬化、眼底出血、慢性肝炎、腫瘤等病均有一定輔助治療作用，是具有極好滋補作用的佳肴。長期服食，可延年益壽，悅色烏髮。

【材料分量】

去毛鵪鶉一隻，水發白木耳一百五十克，蘑菇五十克，鵪鶉蛋六隻，西紅柿五十克，黃酒、葱段、薑片、精鹽、味精適量。

【製作方法】

鵪鶉去毛，剖腹去腸雜洗淨後，加酒、鹽漬二十分鐘，加水煮沸，撇浮沫並加上酒、薑片、葱結，用文火燜三十分鐘，留湯去肉（另外烹調食用），湯內放入白木耳、蘑菇及整隻煮熟去殼的蛋，調味再煮十～十五分鐘，使之入味，最後投入番茄片。

【附加說明】

陰虛內熱及感冒發熱煮忌食之。

22. 三鮮降壓湯

【適應範圍】

海帶、海藻和乾貝都能降血壓，乾貝更滋潤味鮮美，每日飲用，對高血壓很有療效。亦可用於缺碘而致脖頸粗大。

【材料分量】

海帶、海藻各一百二十克，乾貝、油鹽酌量。

【製作方法】

(1)用料先用溫水洗淨。

(2)用兩中碗水，材料一起放進鍋中，煮後調味即可。

23. 蝦米海帶湯

【適應範圍】

黃芪和海帶都能降血壓，對心臟病和高血壓都有療效。

【材料分量】

蝦米二十四克，冬瓜三十克，黃芪六克，海帶十五克，香菇三個。

【製作方法】

(1)將用料洗淨，海帶剪成約一寸寬，香菇對切。

(2)冬瓜削去皮，切成長條狀，生葱搗碎。
(3)用七杯水，放入薑、葱、黃芪、海帶、蝦米和香菇，煮滾後改慢火，約煮三十分鐘；再放入冬瓜，煮片刻，調味後便可飲用。

24. 海帶降壓湯巷

【適應範圍】

海帶能降血壓，此湯是高血壓病的輔助治療劑。

【材料分量】

海帶、燕窩、紫菜各十五克，豆腐三塊。

【製作方法】

(1)海帶浸淡切絲，燕窩用水浸過去毛，紫菜也洗乾淨。
(2)用適量清水，把上述用料一起放入煲內，煮滾後用少許薑葱和鹽調味。
(3)最後放入切成小方塊的豆腐，再煮片刻便成。

25. 參棗老鴿湯

【適應範圍】
此湯滋補肝腎，適用於動脈硬化、性功能減退等病症。
【材料分量】
黨參二十克，杞子十五克，紅棗六粒，老鴿一隻，瘦肉二百克。
【製作方法】
(1)將老鴿殺好洗淨，去除內臟。
(2)其它用料也洗淨，瘦肉原塊使用。
(3)用清水5碗，材料一起放入煮約四小時，調味便可飲用。
【附加說明】
此湯能補胃、滋陰、益智寧神。

26. 香菇雞湯

【適應範圍】
香菇含有氨基酸，多種維他命礦物質，能降血壓和減少膽固醇。適用於高血壓、動脈硬化、高血脂等。

【材料分量】
香菇六十克，雞湯六碗、米酒一湯匙，薑葱少許。
【製作方法】
(1)將香菇浸軟，洗淨去蒂。
(2)用四分之一隻雞，加薑葱煮成六碗上湯。
(3)雞湯放入蒸碗內，加香菇和酒鹽，用玻璃紙封口，蒸一小時左右即可。

27. 帶絲湯

【適應範圍】
適應於冠心病、高血壓病、肥胖病、腫瘤、症瘕痞塊、疝氣、睪丸腫痛、癭瘤、瘰癘、結核、噎膈、飲食不下等症病。
【材料分量】
海帶十克，食鹽三克，胡椒粉三克，味精三克，肉湯適量。
【製作方法】
肉湯燒沸，放入洗淨的海帶絲、胡椒粉，繼煮二～三分鐘，放入食鹽、味精即成。

【附加說明】

脾胃虛寒患者不宜多服。

28. 香菇降脂湯

【適應範圍】

有降脂、補脾益氣之功。適應於冠心病、高血壓、糖尿病、佝僂病、腫瘤，以及脾胃虛弱、食慾不振、少氣乏力等。

【材料分量】

香菇十克，菜油六克，食鹽三克。

【製作方法】

(1)香菇洗淨，切成小塊。

(2)將菜油煉熟，加水適量，燒沸後，放入香菇、食鹽、繼煮三～五分鐘即成。

29. 豬橫利北芪湯

【適應範圍】
此湯有補氣降糖之功，適用於糖尿病，保充體力。
【材料分量】
豬橫利一條，瘦肉一八〇克，北芪十五克，乾曬玉米鬚三十克。
【製作方法】
用豬橫利一條與六兩瘦肉切成薄片，先煲成湯，去掉浮油。再將五錢北芪，一兩乾曬玉米鬚煲上二小時，吃時加鹽。

30. 豬心蓮子湯

【適應範圍】
能安心臟，養心氣，抑制興奮，適用於冠心、心跳過快和失眠流汗的病人飲用。
【材料分量】
豬心一個，蓮子四十五克，茯神、浮小麥各三十克。
【製作方法】
將用料洗淨，蓮子去心，一起放入煲內，隔水燉四至五小時。若用瓦煲，則用四碗清水，煮半小時即可。

31. 粉葛洋參湯

【適應範圍】
此湯適合同時患高血壓和糖尿病的人飲用。

【材料分量】
粉葛一百二十克，洋參九克，淮山四十五克，山萸肉九克，雞內金九克，雙鈎藤三條。

【製作方法】
將粉葛用水洗淨，切成長狀，連同其它藥材一起放進瓦煲內。用八碗水煎煮，煮至二碗便可。

32. 龍眼牛肉湯

【適應範圍】

此湯能清除疲勞，恢復腦力，適用於不眠症和健忘症等病症。

【材料分量】

牛肉一百五十克，龍眼肉、黃芪各六克，豆苗少許。

【製作方法】

牛肉最好用里脊肉，洗淨後切薄片。用七杯水煮清湯。煮滾後去泡沫和浮油，放入黃芪和龍眼肉，煮至水減半即可。再用酒和鹽調味，加入豆苗供食。

33. 鮮奶玉液湯

【適應範圍】

此湯有補益肺腎，潤燥強身之功。適用於肺虛咳嗽，氣喘，腎虛陽痿，腰痛及津虧腸燥便秘等症。本方可作病後體虛及神經衰弱、尿路結石、肺結核、慢性氣管炎、性功能低下、老年便秘患者之膳食。

【材料分量】

粳米六十克，炸胡桃仁八十克，生胡桃仁四十五克，牛奶二百克，白沙糖十二克。

【製作方法】

(1)粳米洗淨後用水浸泡一小時撈起，濾乾水分，和生胡桃仁、炸胡桃仁、牛奶、清水拌勻磨細，再用籮斗過濾取液待用。

(2)鍋內注入清水燒沸，加入白沙糖全溶化後，過濾去渣再燒沸，將濾液慢慢倒入鍋內，攪勻燒沸，攪勻燒沸即成。

34. 復元湯

【適應範圍】

此湯有補腎健脾之功，適用於老年腎虛或病後體弱、腰膝無力等症。

【材料分量】

山藥五十克，肉蓯蓉二十克，菟絲子十克，葱白三根，胡桃肉二個，粳米一百克，瘦羊肉五百克，羊脊骨三具，生薑二十克，紹酒二十克，八角、花椒、胡椒粉、食鹽各適量。

【製作方法】

(1)將羊脊骨剁成數塊，用清水洗淨，羊肉洗淨後入沸水鍋內焯去血水再洗淨切成條塊。以上材料用紗布袋裝好紮口，薑、葱洗淨拍破。
(2)將上物同時下入砂鍋內，注入清水，武火燒沸，打去浮沫，再下入花椒、八角、紹酒，改用文火繼續燉至肉粑骨酥爲止。
(3)裝碗後，用胡椒、食鹽調味即成。

35. 鹿茸雞湯

【適應範圍】

此湯能強身健腦，對一般老年病、神經衰弱和自律神經失調均有療效。

【材料分量】

鹿茸三克，雞肉一百克，油鹽酌量。

【製作方法】

(1)將嫩雞的翅膀肉洗淨，用四杯水以慢火煮，水滾去除泡沫，煎至一半分量便成清湯。
(2)鹿茸用一杯水煎至分量減半，然後倒進雞湯內再煮片刻，調味後即可飲用。

36. 潞黨靈芝豬肺湯

【適應範圍】

此湯適用於老年常患傷風冒、氣管炎、支氣管哮喘等病症。

【材料分量】

潞黨參十五克，紫靈芝十五克，生薑二片，蜜棗六枚，豬肺一個，食鹽少許。

【製作方法】

⑴先將豬肺喉部套入水龍頭上，灌入清水令豬肺脹大充滿水，用手擠壓令水出。反覆不停用此方法洗多次，直至將豬肺洗至白色。再將豬肺切成塊狀，放入滾水中煮五分鍾左右，撈起，備用。

⑵黨參、紫靈芝、生薑、蜜棗分別用清水洗乾淨。生薑刮去薑皮，切兩片，備用。

⑶瓦煲內加入適量清水，先用猛火煲滾，然後放入以上全部材料，改用中火繼續煲三小時左右，加入食鹽少許調味，即可飲湯吃豬肺。

四、兒童用湯

1. 山藥羊肉湯

【適應範圍】

此湯鮮香清淡，肉嫩適口，有補脾益胃、潤肺補腎之功效。對小兒脾腎虛弱引起的營養不良，發育遲緩，食少便溏，肺虛久咳，久病體弱等皆爲滋補食療佳肴。

【材料分量】

羊肉五百克，山藥一百五十克，精鹽五克，料酒二十克，葱段十五克，薑片十克，味精、胡椒麵適量。

【製作方法】

⑴將羊肉削去筋膜，洗淨，略劃幾刀，再入沸水鍋內，焯去血水。薑、葱洗淨後拍破待用。

⑵山藥切成〇·二公分厚的長斜片，與羊肉一起置於鍋中，注入清水適量，加入薑、葱、胡椒、料酒，先用旺火燒沸後，撇去浮沫，移小火上燉至熟爛，撈出羊肉晾涼。

⑶將羊肉切成片，裝入碗中，再將原湯除去薑、葱，略加調味，連山藥一起倒入

羊肉碗內即成。

【附加說明】

(1)山藥宜提前用溫水泡好。

(2)羊肉選用新鮮前腿、肋條或胸脯肉均可。

2. 珍珠救盲湯

【適應範圍】

此湯有疏風解毒、退疹解毒之功。適用於小兒痲疹後餘毒未清，無神氣，目翳欲盲等病症。

【材料分量】

珍珠草六十克，豬肝九十克，蜜棗三粒。

【製作方法】

(1)豬肝洗淨後切片，用豆粉調勻。

(2)珍珠草和蜜棗洗淨。

(3)用適量清水，先放珍珠草和蜜棗，煮滾後改慢火，再放豬肝，用油鹽調味即成。

3. 排骨藕湯

【適應範圍】

此湯鮮香味美，營養豐富，有補氣養血，開胃補鈣之功。適用於小兒營養不良，佝僂缺鈣，神疲乏力等病症，是秋冬季時令常用湯品。

【材料分量】

豬排骨五百克，藕七百五十克，薑結七克，精鹽五克，胡椒麵五克。

【製作方法】

⑴將豬排骨洗淨，剁成四公分長的塊。藕用筷子刮洗乾淨，置案板上，用刀拍破，切成同排骨一樣的塊。薑洗淨拍破。

⑵高壓鍋內摻適量開水，放入豬排骨、藕、薑、鹽、胡椒麵，用中火煮沸，氣閥冒氣後 只用十分鐘即可將鍋端離火口。

4. 疳積草豬肝湯

【適應範圍】

此湯有清肝明目、除疳消積之功。適用於兒童肝火內盛而致兩目紅赤、流淚，消化不良，疳積，肚腹脹大等病症。

【材料分量】

疳積草十五克，豬肝九克，油鹽少許。

【製作方法】

將豬肝洗淨後切片，用少許豆粉調勻。加薑片和疳積草用適量水，用猛火煮滾。然後放入豬肝，加油鹽調味，再煮片刻便可飲用。

5. 肉丁黃豆湯

【適應範圍】

此湯富有營養，湯味鮮美，對預防小兒佝僂病及缺鈣骨質疏鬆的老年人，是理想的家庭保健湯品。

【材料分量】

豬肉二百五十克，熟黃豆二百克，精鹽二克，味精一克，葱末、薑末各十克，醬油十五克，熟豬油五十克，湯五百克。

【製作方法】

(1)將豬肉切成小方丁。

(2)鍋置火上，下豬油燒熱，放葱薑末熗鍋，放入肉丁炒之。待肉丁變白時放醬油、熟黃豆、精鹽，加湯燒開，撇淨浮沫，放味精，盛入湯碗即可。

【附加說明】

(1)亦可用於體虛、皮膚皸裂者。

(2)豬油以白色、氣香者爲佳。

6. 香菇雞肝湯

【適應範圍】

此湯雞肝細嫩，香菇軟韌，色彩調和，湯汁鮮美。適用於小兒疳積，久病氣虛引起的氣短乏力、食慾不振、尿多、肝虛目暗等病症。

【材料分量】

香菇三十克，黃雞肝二百五十克，熟雞油三十克，紹酒五克，精鹽六克，味精二克，葱末五克，鮮湯五百克，胡椒粉一克。

【製作方法】

⑴香菇用溫水漲發後洗淨，剪去菇蒂，撕成粗絲，用鮮湯浸泡。雞肝洗淨切成稍厚一點的片。

⑵炒鍋上火，舀入鮮湯，倒入浸泡的香菇煮沸，加雞肝片、紹酒、精鹽、味精、葱末調和均勻後，盛入碗內，淋入雞油，撒入胡椒粉即成。

7. 小肉丸子豆腐湯

【適應範圍】

此湯有滋養內臟、助長小兒生長發育、潤滑肌膚、清熱利尿的療效，對小兒營養不良、佝僂病、腎炎浮腫等有奇效。常食此湯，能使幼兒體質健壯，聰明伶俐。

【材料分量】

豬腿肉一百五十克，嫩豆腐四百克，雞蛋二個，洋葱五十克，蒜頭一瓣，黃油、胡椒粉、精鹽、味精適量。

【製作方法】

(1)肉剁成末，加上豬油炒過的洋葱末和酒、鹽、胡椒粉、蛋液、生粉，攪拌成肉茸，成小丸子，溫油煎黃。

(2)油爆香蒜茸，下豆腐丁，加水煮沸，加入丸子再燜煮三分鐘即成。

8. 鯽魚豆腐湯

【適應範圍】

此湯有健脾補鈣之功。適用於兒童缺鈣、佝僂病、消化不良等病症。

【材料分量】

熟冬筍片五十克，水發木耳五十克，紹酒五克，葱結一個，薑片一片，薑末五克，蝦籽二克，精鹽三克，味精一克，熟豬油一百五十克。

【製作方法】

(1)將豆腐切成二公分見方的塊，入沸水鍋中燙一下，撈出瀝乾水分。鯽魚去鱗、鰓、內臟，洗淨，在鯽魚身上劃上花刀。

(2)炒鍋上火，舀入熟豬油燒至七成熱，投入薑片、葱結炸出香味，加水一千克燒沸後，投入鯽魚，加紹酒、蝦籽，蓋上鍋蓋，用旺火燒約十分鐘，再加入豆腐塊、筍片、木耳、味精、精鹽、燒沸後，裝入大湯碗內，帶薑末碟上桌。

9. 羊肚湯

【適應範圍】

此湯清味美，有補虛損、健脾胃之功。對小兒先天不足，脾胃損傷引起的少食、消瘦、食積盜汗、尿頻或遺尿有較好效果。

【材料分量】

羊肚一個、蘑菇、白菜心、料酒、精鹽、胡椒、味精、鮮薑、葱、香菜適量。

【製作方法】

(1)把肚內的黑皮洗淨，用少量溫水放鹽五十克搓洗乾淨，將肚切片待用。

(2)鍋內加水，放入肚片、蘑菇、精鹽、胡椒、料酒、葱、薑。

(3)將肚煮至七成熟，放白菜心、味精、香菜，待肚浮在面上，再用小火燉二十分鐘出鍋。

10. 木耳桂圓湯

【適應範圍】

本方湯汁清亮，營養豐富，滋補佳品，有潤肺補腦、補腎強身、養髮悅顏之效。用於兒童頭髮早白、乾枯稀少、久咳肺虛、記憶力減退等症。

【材料分量】

黑木耳三克，桂圓肉五克，冰糖適量。

【製作方法】

黑木耳洗淨，與桂圓肉共煮煎湯，加入冰糖調味即成。

【附加說明】

本方若加枸杞子可加強補腎烏髮之力。

11. 絲瓜蝦皮豬肝湯

【適應範圍】

此湯肝嫩味香，芳留齒頰，蝦皮含鈣量極爲豐富；豬肝補肝養血明目，富含維生素D，可促進機體鈣的吸收；絲瓜通經活脈，共奏補鈣明目、強筋壯骨之功。用於小兒佝僂病、夜盲症、弱視等。是普通而又效佳的家庭藥膳。

【材料分量】

絲瓜二百五十克，豬肝五十克，蝦皮三十克，食鹽十克，料酒、葱、薑絲、白糖、味精、花生油各適量。

【製作方法】

(1)絲瓜洗淨，削去外皮切成段；豬肝剔去血筋，切成薄片。

(2)炒鍋坐旺火，加花生油，油熱後下薑絲，葱花熗鍋，下豬肝略炒，倒下蝦皮和清水適量，煮沸後再投入絲瓜，燉三～五分鐘，加入食鹽、料酒、白糖、味精調味即可食用。

12. 鴿蛋湯

【適應範圍】

此湯清鮮爽口，鴿蛋營養豐富，蛋白質含量達十%，鈣鐵等礦物質含量比其它蛋品多。有補益腎氣，解瘡毒、痘毒之功，適用於腎氣不足引起的小兒發育不良，面色消瘦，體弱久病，在痲疹流行期間，連服五日，有預防作用。

【材料分量】

鴿蛋十個，蘆筍十條，熟火腿六片，水發香菇二十五克，味精、精鹽適量，清湯一千克。

【製作方法】

(1)將鴿蛋洗淨蒸熟，剝去殼，盛在湯碗內，加入清湯五十克、蘆筍切成四公分長的段，整齊地排在碗內；香菇去蒂洗淨，下開水鍋氽一下，取出待用。

(2)將鴿蛋、蘆筍同時蒸熱取出，潷去湯汁，將鴿蛋和蘆筍相併放入湯碗內，然後將香菇面向上放在湯碗的四周，火腿片蓋在鴿蛋、蘆筍的中間，加入味精、精鹽，傾入沸湯即成。

13. 山楂麥芽湯

【適應範圍】

此湯溫胃散寒，消食導滯，對因感受寒氣或食積阻胃引起的小兒消化不良症、厭食症、腹瀉等是理想的湯料。

【材料分量】

山楂肉十克，炒麥芽十克，紅糖適量。

【製作方法】

將山楂肉、炒麥芽洗淨入鍋熬煮成湯，過濾後放入紅糖調勻即可。

【附加說明】

此湯亦可作爲飲料讓病兒頻頻服之。

14. 草魚豆腐湯

【適應範圍】

此湯有補中、利水、平肝、祛風的作用。含有較高的鈣、鎂鹽物質，對心肌及兒童骨骼生長有特殊作用。適用於小兒發育不良等症。

【材料分量】

草魚一條（約五百克），豆腐二百五十克，青蒜十克，鹹雪里蕻十克，料酒、醬油、白糖、豬油、雞湯。

【製作方法】

⑴將草魚去鱗、鰓和內臟後洗淨，切成三段。雪里蕻洗淨，切成小段。

⑵豆腐切成一公分見方的小塊。青蒜洗淨後切成段。

⑶鍋內加入豬油，燒熱，把魚、雪里蕻放入，再加入料酒、醬油、糖和雞湯燒煮，至魚煮熟。放入豆腐，把湯燒開後，改文火燜燒幾分鐘，待豆腐浮起，放入青蒜和熟豬油即成。

15. 馬碲蕹菜湯

【適應範圍】

此湯有清熱涼血、通便消積的功效。民間用以治療小兒夏季熱、疰夏、便秘、口渴尿黃等病症。亦可用於糖尿病。

【材料分量】鮮蕹菜二百~二百五十克，馬蹄十個（去皮），蜂蜜適量。

【製作方法】將蕹菜洗淨，與馬蹄入鍋內，加水適量共煮沸，再加入蜂蜜調服。

【附加說明】蕹菜即空心菜，含豐富的維生素B_1、B_2、C等及蛋白質、胡蘿蔔素；馬碲又叫荸薺，有清熱化痰、主消渴的功效。

16. 豬肝菠菜湯

【適應範圍】此湯有補肝養血、明目潤燥之功。常食可改善視力，治療夜盲症，並對小兒各種貧血症有良好的滋補作用。

【材料分量】豬肝六十克，菠菜一百五十克，食鹽、味精、香油、葱花各少許，清湯七百五十克。

【製作方法】豬肝去筋膜洗淨後切成薄片，菠菜洗淨後切成寸段備用。先用葱花熗鍋，加入清水、豬肝、菠菜，煮開後放入適量的食鹽，攪勻後端下再加少許味精和香油即可食用。

【附加說明】因菠菜能下氣滑利腸道，故此湯對小兒腹瀉、體弱虛寒者少食之。對皮膚長瘡癤、下肢痿弱、腎炎患者不宜食。《醫林纂要》中記載：「多食發瘡」。

17. 水鴨健腦湯

【適應範圍】此湯有健脾和胃、補腎榮腦、益智養顏之功。適用於兒童面色蒼白、反應遲鈍、耳目不聰等病症。

【材料分量】水鴨一隻，瘦肉九十克、淮山、杞子各九克，生薑二片。

【製作方法】先將水鴨殺好洗淨，瘦肉也洗淨，連同藥材和薑片一起放進煲內，用水五碗，約煮四小時，調味後便可飲用。

18. 雞絲豌豆湯巻

【適應範圍】此湯鹹鮮味美，清澈透明，有開胃健脾、補益強身之功。對小兒疹出不透，黃水瘡，奶瘡癧腫均爲上乘食療佳品。

【材料分量】熟雞五百克，豌豆一百克，雞清湯二千五百克，精鹽二十克，香油、味精各適量。

【製作方法】將熟雞去骨切成絲，豌豆用雞湯加熱，起湯時在盤內放雞絲和豌豆，盛上調劑口味的雞湯，加香油、鹽、味精即成。

【附加說明】

豌豆甘平能解瘡毒，和中下氣。

19. 白果小排湯

【適應範圍】

此湯有化痰縮便、止咳平喘之功，對小兒咳嗽、肺虛久咳、遺尿、腹瀉有良效，亦用於肺結核的輔助治療。對佝僂病也有一定作用。

【材料分量】

小排骨五百克，白果十克，黃酒、葱薑、精鹽、味精適量。

【製作方法】

(1)小排骨洗淨加黃油、薑片和適量水，用文火燜煮一．五小時。

(2)白果剝去殼脫去紅衣後加於湯內，調味後再煮十五分鐘，撒上青葱末。

【附加說明】

白果又叫銀杏，有毒，加熱可使毒力減弱，兒童生吃五～十粒即可中毒。

20. 家常肝膏湯

【適應範圍】

此湯能補肝益腎，養血明目，加強機體免疫力，尤宜於小兒疳積、肝虛目暗、視物模糊、夜盲症、貧血等症。是小兒護眼的最佳食療方。

【材料分量】

鴨肝一百五十克、芹菜五十克，水發木耳二十五克，鮮蘑菇五十克，蒜頭、黃酒、葱薑、麻油、精鹽、味精各適量。

【製作方法】

(1)芹菜切成段，蘑菇、木耳切成丁，肝剁成泥拌上酒、鹽、葱花及生粉。

(2)待油燒至五成熱，爆香薑片、蒜茸，投入蘑菇、木耳，加適量水，待沸，汆入肝泥並攪和，調味，投入芹菜煮沸，起鍋澆上麻油。

【附加說明】

本湯對脾胃陰虛，外感初起，發熱腹瀉者忌用。

21.獨脚金豬肝湯

【適應範圍】

此湯有淸肝明目、消積除疳之功。適用於兒童消化不良、疳積不食、兩目乾澀等病症。

【材料分量】

獨腳金十二克，豬肝九十克，油鹽酌量。

【製作方法】

(1)將豬肝洗淨後切片，用少許豆粉調勻。

(2)用適量水加薑片和獨腳金，用猛火煮滾。

(3)放入豬肝，加油鹽調味，再煮片刻便可飲用。

22.鯽魚筍湯

【適應範圍】

此湯魚鮮肉嫩，健脾調中，有促使小兒痲疹速透速癒的功效。亦可利水治腫。

【材料分量】

鯽魚一條約二百五十克，鮮蘑菇、竹筍肉各二十五克，黃酒、葱段、薑片、精鹽、味精各適量。

【製作方法】

鯽魚宰殺去鱗和腸雜，洗淨，用酒、鹽腌十分鐘。油爆香薑片，下筍片、蘑菇片及水，待沸汆入鯽魚，加酒調味，燜煮三十分鐘，撒上葱花。

【附加說明】

本湯方不宜與麥冬、沙參同用。不宜與芥菜同食。

23. 核桃山楂湯

【適應範圍】

此湯爲兒童及老人食療佳品，有補肺腎、潤腸燥、消食積之功。用於小兒肺虛咳嗽、氣喘、食滯疳積、大便秘結等，對老人病後津少便秘、腰膝酸軟、神經衰弱亦有特效。

【材料分量】
核桃仁一百五十克，山楂五十克，白糖二百克。

【製作方法】
⑴核桃仁加水少許，用石磨或絞肉機將其磨、絞成茸，裝入容器中，再加適量涼開水調成漿汁。
⑵山楂去核、切片，加五百克水煎煮三十分鐘，過濾煎汁；再加水五百克煎煮一次。兩次的山楂汁合在一起，復置火上，加入白糖攪拌，待溶化後，再緩緩地倒入核桃仁漿汁，邊倒邊攪勻，燒至微沸即可。

【附加說明】
⑴核桃仁以色黃個大、飽滿、油多者爲佳。
⑵平素稀便、腹瀉、陰虛火旺者忌食。

24. 泥鰍湯

【適應範圍】
此湯鮮味美，肉質細嫩，有滋陰祛濕解毒之功，對小兒陰虛盗汗、自汗、多汗及皮膚起疹發癢均爲較理想的食療佳品。常飲此湯可補肺益氣。

【材料分量】

泥鰍九十～一百二十克，食鹽、素油各適量，葱薑末、料酒、水澱粉各少許。

【製作方法】

先以熱水洗去泥鰍的粘液，剖腹後除去腸臟，放入熱油中煎至金黃色，瀝去殘油加清水一碗半，煮至只剩半碗時，加入食鹽、葱薑末、料酒、水澱粉調味即可。熟後飲湯食肉，需連服三日，每日一次。

【附加說明】

泥鰍用中等個頭的，不要過大，不宜久煮，以免脫骨影響湯的質量。

25. 荔枝雞腸湯

【適應範圍】

此湯有暖脾溫腎、縮尿止遺的作用。對小兒遺尿有顯著療效。李時珍稱荔枝能「生津通神、益人顏色」，對大腦有營養作用。

【材料分量】

乾茘枝肉十五枚，雄雞腸一具，生薑片、葱白適量。

【製作方法】

將雞腸洗淨，入鍋內煮熟，然後加入茘枝、生薑、葱白，繼續煮至雞腸熟爛即成。每日三次，趁熱喝湯吃腸。

【附加說明】

因其性溫，動血助熱，故凡陰虛火旺、牙痛、鼻出血者忌用。

五、春季用湯

1. 葱豉黃酒湯

【適應範圍】

適用於風寒感冒、發熱、頭痛、虛煩、無汗，並有嘔吐、泄瀉等症。

【材料分量】

葱三十克，淡豆豉十五克，黃酒五十克。

【製作方法】

⑴豆豉放入小鋁鍋內，加水一小碗煎煮十分鐘，再把洗淨的葱（帶鬚）放入，繼續煎煮五分鐘，然後加黃酒，立即出鍋。

⑵趁熱服用。

2. 清燉蛇段湯

【適應範圍】

此湯清香味美，肉白細嫩，有驅風除濕、通經活絡之效。適用於風濕痹痛、風濕性關節炎等，對老人可以強壯肌肉，預防風濕，是家庭湯中佳品。

【材料分量】

活蛇一條，食鹽、生薑、胡椒粉各適量。

【製作方法】

(1)將捕獲的活蛇宰殺後，去頭、剝皮，取出內臟，切成寸段。

(2)鍋內加清水，蛇段放鍋內，只加適量食鹽、生薑和白胡椒即可，然後上旺火煮沸，再改小火燉，大約煮一小時即可。

【附加說明】

(1)蛇肉蛋白質含量豐富，脂肪含量較少，食後無膩滯脹滿之感，即使胃腸消化力較差者，亦食之無礙。

(2)蛇肉對神經內分泌系統特別有益。

(3)宰殺蛇不要弄破苦膽。蛇膽可立即泡入白酒內，是明目清心的上好藥酒。

3. 五神湯

【適應範圍】

此湯有發汗解表、祛風止咳之功。適用於風寒感冒所致的畏寒、身痛、無汗等症。

【材料分量】

荊芥十克，蘇葉十克，茶葉六克，生薑十克，紅糖三十克。

【製作方法】

⑴荊芥、蘇葉洗淨，與茶葉、生薑一併放入大盅內備用。

⑵紅糖放入另一盅內，加水適量燒沸，使紅糖溶解備用。

⑶將盛裝中藥的盅置文火上煎沸，加紅糖溶液即成。

⑷隨量服用。

4. 鳳尾草海帶湯

【適應範圍】

此湯能益肝補腎，清熱利濕，疏風解毒。適用於肝風內動引起的高血壓病、眩暈、頭痛等病症。

【材料分量】

鳳尾草二十四克，海帶二十四克，油、鹽酌量。

【製作方法】

(1)鳳尾草洗淨，海帶浸軟後切段。

(2)煲內放三碗水，用料一起放入，煮至一碗水份量，調味即可飲用。

5. 枸杞葉豬肝湯

【適應範圍】

枸杞葉味甘苦，能明目袪風、清熱止渴；豬肝則能明目養血。民間常用此湯治療風熱目赤、視力衰退和夜盲症。

【材料分量】

豬肝二百克，枸杞葉一百五十克，油、鹽酌量。

【製作方法】

將豬肝洗淨後切片，用豆粉調勻；枸杞葉洗淨。用適量清水烹煮，水滾後加油鹽調味即可。

6. 川芎白芷魚頭湯

【適應範圍】

此湯肉嫩肥厚，膠質濃重，食之酥爛入味，湯濃味鮮，有祛風散寒、活血止痛之功。適用於外感風寒，頭痛、頭風病、鼻炎前額痛、風濕痹病等病症。

【材料分量】

鳙魚頭五百克，川芎三克，白芷三克，葱節、胡椒、生薑片、精鹽各適量。

【製作方法】

將魚頭去腮，洗淨，連同葱、胡椒、生薑放入砂鍋內，加水適量，武火燒沸，再以文火燉半小時，入鹽調味，分兩次於早、晚食魚喝湯。

【附加說明】

⑴鳙魚又叫花鰱。《本草綱目》記載：「其頭最大……味亞於鰱，鰱之美在腹，鳙之美在頭」，所以以頭入湯爲最佳。

⑵鳙魚頭與川芎、白芷同用，可降低其溫燥辛烈之性，祛風而不傷陰血。

⑶川芎活血力強，素有失血及婦女月經過多者，應當愼用。

7. 天麻砂鍋魚頭湯

【適應範圍】

此湯魚頭肥美，湯醇味鮮，有祛風平肝、滋養安神之功。適用於肝風眩暈、頭痛、神經性偏正頭痛、肢體麻木、高血壓病等病症。對肝風內動之神經衰弱亦有良效。

【材料分量】

鱅魚頭一個（約五百克），天麻六克，肥肉五十克，淨冬筍三十克，熟火腿三十克，水發口蘑三十克，淨油菜心三棵，奶湯一千五百克，香菜段十克，葱絲十五克，葱薑油三十克，精鹽三克，料酒十克，味精三克，米醋十克，胡椒麵少許，生薑塊十克。

【製作方法】

⑴天麻用水刷淨，切成薄片，用白酒浸泡，得天麻酒液二十克，浸泡後的天麻片留用。

⑵將魚頭去鰓洗淨，放入七成熱油中炸，立即倒入漏勺內濾去油。肥肉、冬筍、

火腿都切成片。

(3)鍋中放入葱薑油，燒熱，投入薑（拍鬆）稍炸，放入肥肉片煸炒，烹入料酒、米醋，再加入奶湯、精鹽、味精和胡椒麵，調好口味，燒開倒入砂鍋內。把魚頭（嘴朝上）、冬筍片、火腿片和口蘑片都放入湯內。湯開撇去淨沫，加入天麻酒液。蓋上蓋，用小火燉三十鐘。加入油菜心、天麻片、揀出薑片，再燉五分鐘，端下鍋撒上葱絲和香菜段即成。

【附加說明】

魚頭初加工不可弄碎頭部核桃肉，魚鰓要除淨。

8. 馬蹄羊蹄湯

【適應範圍】

此湯能補腎強身，補腳力，除風濕。適用於春夏季風濕性關節炎、痛無定處、腰酸腿軟等病症。

【材料分量】

馬蹄二百五十克，羊蹄筋一對，淮山十二克，杞子九克，圓肉六克。

【製作方法】

(1)先將羊蹄筋洗淨，去皮毛斬成塊，用水煮約一小時撈起待用。

(2)馬蹄洗淨切細，用油鹽和薑片起鍋，炒十分鐘，然後轉入煲內。

(3)用適量清水，再將淮山藥、杞子、圓肉一起放入，煮約四小時，至羊蹄筋軟熟，調味即成。

9. 海帶紫菜瓜片湯

【適應範圍】

此湯咸鮮可口，湯清味美，淡純除膩，有祛風清熱之功。適用於風疹、痳疹、瘿瘤瘰癘病症，可以調理皮膚，防止皮膚變異。

【材料分量】

水發海帶一百克，冬瓜二百五十，紫菜十五克，黃酒、痲油、精鹽、味精適量。

【製作方法】

冬瓜去皮切成片，瓜片加瓜皮，水煮成湯。棄去瓜皮，加入海帶絲，沸煮二分鐘，調味沖入盛放紫菜的湯碗裡，澆上痲油。

【附加說明】紫菜多食可致腹痛，口吐白沫，飲少量熱醋可以解之。

10. 淡豆豉葱白豆腐湯

【適應範圍】此湯有祛風散寒，止咳通竅之功，適用於外感風寒的咳嗽，以及傷風鼻塞等症。

【材料分量】淡豆豉十二克，葱白十五克，豆腐四塊。

【製作方法】

(1)豆腐加水適量，略煮，再放入淡豆豉、葱白，煮湯一大碗。

(2)趁熱飲湯，吃豆腐，蓋被而臥，出微汗，即可祛除風寒。

11. 川芎魚頭湯

【適應範圍】

此湯能祛風止痛，定眩明目。適用於春季頭痛，或高血壓、腦脹、暈眩、頭痛耳鳴等病症。

【材料分量】

川芎六克，魚頭一個，瘦肉二百五十克，白芷九克，白芍六克，元肉六克。

【製作方法】

(1)把魚頭切開去鰓，洗淨瘀血。

(2)用適量清水，把魚頭連同瘦肉、薑片和其它藥材一起煲，約煮二小時，調味即成。

12. 薑糖蘇葉湯

【適應範圍】

此湯有祛風解表、和胃散寒之功。適用於風寒感冒、惡心、嘔吐、胃痛、腹脹等症。

【材料分量】

生薑三克，蘇葉三克，紅糖十五克。

【製作方法】生薑洗淨切絲，蘇葉洗淨，合併裝入茶杯內，加開水衝泡。蓋上蓋浸泡五～十分鐘後，放入紅糖攪勻即成。趁熱服用。

13. 黃豆芽豆腐湯

【適應範圍】此湯用黃豆芽調湯，味極鮮美，有齋菜之味，可祛風清熱，解毒健脾。適用於風疹瘙子，維護皮膚健美，是住家經濟實惠湯品。

【材料分量】黃豆芽二百五十克，豆腐二百五十克，雪里蕻十克，豆油十五克，味精、精鹽、葱丁各適量。

【製作方法】
(1)把黃豆芽洗淨去皮，豆腐切成一公分見方的丁，雪里蕻洗淨切丁。
(2)鍋內放油，燒熱，放入葱丁煸炒，再放入黃豆芽，炒出香味時加適量的水，在旺火上燒開。黃豆芽酥爛時，放入雪里蕻、豆腐，改小火慢燉十分鐘，加入精鹽、味精，即可以出鍋。

14. 海蜇豬骨湯

【適應範圍】
此湯味美醇厚濃郁，有平肝熄風的功能。適用於肝風內動之高血壓病、腦動脈硬化，或貧血頭暈、便秘等病症。爲湯中珍品。

【材料分量】
海蜇頭一百克，豬骨頭湯五百克，黃酒、葱花、精鹽、味精各適量。

【製作方法】
海蜇洗淨撕成小朶，拌上酒、鹽和乾生粉待用，骨湯煮沸，投入海蜇頭，調味並撒上葱花，將沸起鍋。

【附加說明】
(1)現代研究表明，海蜇頭液有降低血壓、舒張血管的作用。
(2)脾胃虛寒的病人勿食用之。

15. 藿香生薑湯

【適應範圍】

此湯有解表祛風、和胃止嘔之功。適用於春季發熱、惡寒、嘔吐、周身不適等病症。

【材料分量】

藿香（鮮品）五十克，生薑十五克，紅糖十五克。

【製作方法】

(1)將藿香洗淨，切成短節。
(2)生薑洗淨，切成薄片。
(3)將薑片、藿香、紅糖同入沸水中，熬三～五分鐘，濾渣取汁。

16. 黃瓜根肝糊湯

【適應範圍】

此湯是春季強壯肝臟機能的有效湯品，也有利尿、造血和催乳的功效。適用於肝炎、貧血和缺乳等病症。

【材料分量】

豬肝一百五十克，胡蘿蔔一條，洋葱一個，黃瓜根九克，雞骨湯五碗。

【製作方法】

(1)將胡蘿蔔、洋葱、黃瓜根洗淨，豬肝用熱水燙過，切成豆粒大丁狀；胡蘿蔔和洋葱也切成丁狀。

(2)鍋內先放奶油，隨即放入其它用料和雞骨湯，用慢火煮，直至煮成糊狀，加鹽和胡椒粉調味便可。

17. 白菜雞湯

【適應範圍】

此湯菜葉軟嫩，湯汁鮮美，有祛風散寒之功。適用於風寒感冒、支氣管炎，優適於青少年感冒初起者。

【材料分量】

老母雞半隻（約三百五十克），白菜心二百五十克，黃酒、葱節、薑片、精鹽、味精各適量。

【製作方法】

雞切塊，加黃酒、薑、葱、清水，用文火煮約三十分鐘。白菜心從根部剖成八片，加入後再煮沸五～十分鐘，調味即成。

【附加說明】

老母雞煮湯前先將肥油剔去，以免肥厚膩胃。

18. 黃豆芽豬血湯

【適應範圍】

此湯紅黃相間，清香爽口，營養豐富，有袪風、清熱解毒、潤肺補血之功。適用於風邪外襲、肺胃積熱之咳嗽、咳血，頭暈，缺鐵性貧血，以及防治塵肺、矽肺。

【材料分量】

黃豆芽二百五十克，豬血二百五十克，蒜頭二瓣，黃酒、葱、生薑末、精鹽、味精各適量。

【製作方法】黃豆芽去根洗淨；豬血切成小方塊，清水漂淨；油少許，爆香蒜茸、葱薑末；下豬血並烹上黃酒，加水煮沸；放入豆芽，再煮二分鐘，調味即可。

【附加說明】豬血性味鹹平，含蛋白質、微量元素等。

19. 牛蒡子鹹魚湯

【適應範圍】此湯有解毒利咽、祛風除瘟之功。適用於春季流腦、發熱惡寒、頭痛寒戰、咽喉疼痛等病症。

【材料分量】鹹魚二百五十克，海帶一百二十克，牛蒡子九克，豬骨頭湯四碗。

【製作方法】

(1)將牛蒡子用一杯水以弱火煎煮至一半份量，隔渣留汁備用。

(2)鹹魚先用水煮約十五分鐘，使減去鹽分和腥味，然後撈起去骨斬件。

(3)將豬骨頭湯和牛蒡子汁放落鍋中同煮，用少許醬油調味，煮滾時放入鹹魚和海帶，再煮片刻便可飲用。

20. 雞汁海底松湯

【適應範圍】

此湯味鮮質美，醇厚可口，有祛風散寒、軟堅化痰、補虛補血之功。適用於風寒濕痹引起之關節疼痛，風濕痛，亦可治高血壓病、頭暈、棉塵肺等，爲佳家常用佳品。

【材料分量】

海蜇頭五百克，雞清湯七百五十克，芫荽葉十五克，黃酒、精鹽、味精各適量。

【製作方法】

海蜇頭冷水浸發後洗淨泥沙，沸水燙片刻撈起瀝乾，雞湯煮沸烹上黃酒，下海蜇頭，煮沸調起鍋，撒上芫荽末。

【附加說明】

海蜇頭不宜用開水燙得時間過長。

21. 豆腐石膏湯

【適應範圍】此湯有清肺火、降胃熱、解肌止渴之功，適用於春季眼赤痛腫、風熱感冒等病症。

【材料分量】豆腐四件，食鹽少許，石膏五十克。

【製作方法】生石膏打碎，豆腐洗淨，煲一小時，飲湯。食豆腐。

22. 茵陳蜆肉湯

【適應範圍】此湯有清熱解表利濕之功。適用於春季結膜炎、急性黃疸型肝炎、慢性肝炎等病症。

【材料分量】
茵陳二十四克，蜆肉一百二十克，油鹽酌量。
【製作方法】
將茵陳和蜆肉浸洗乾淨，用適量清水，以慢火煮至水分減半，調味後便可飲用。

23. 葱豉湯

【適應範圍】
此湯方便價廉，家庭必備之調味品組成，有疏風散寒、宣肺解表之力。適用於風寒感冒、頭痛無汗、胸中煩悶等病症。
【材料分量】
連鬚葱白三十克，淡豆豉十克，生薑三片，黃酒三十克。
【製作方法】
將連鬚葱白、淡豆豉、生薑加水五百克，煎成，再加黃酒三十克煎煮即可。
【附加說明】
服用本湯後需蓋被以助發汗。每日可以服用二次。煎煮時間不宜超過十五分鐘。

24. 菜根薑糖湯

【適應範圍】

此湯材料住家必備，有解毒風寒之功。適用於外感風寒引起的惡寒、發熱、頭痛、無汗或咳嗽多痰、胸悶心煩、小便不利等病症。

【材料分量】

白菜根莖一塊，生薑三片，紅糖六十克。

【製作方法】

將白菜根莖洗乾淨，加水五百克，再加入薑片，紅糖同煮十五分鐘即成。

【附加說明】

(1)飲用本湯時要注意避風寒。

(2)此湯可不拘時間，隨時熱飲之。

25. 烏豆獨活湯

【適應範圍】

此湯有祛風勝濕、通絡止痛之功能，適用於風寒入絡引起之腰膝疼痛、關節拘攣，或中風口眼歪斜等病症。

【材料分量】

烏豆六十克，獨活九克，米酒適量。

【製作方法】

將獨活、烏豆放入清水（約二千毫升）中，文火煎至五百毫升，取汁，去渣，兌入米酒，一日內分二次溫服。

【附加說明】

(1)烏豆爲豆科植物大豆的黑色種子，性味甘平，有祛風解毒、活血除痹的作用。

(2)此湯性偏辛熱，對因熱邪引起的關節疼痛等不宜服用。

26. 絲瓜瘦肉湯

【適應範圍】

此湯能清熱化痰，涼血解毒。適用於春瘟熱病、身熱口渴、咳喘痰多等病症。

【材料分量】

絲瓜二百五十克，瘦肉二百五十克，油鹽酌量。

【製作方法】

⑴用料洗淨，絲瓜切成塊，瘦肉切片。

⑵煲內盛適量清水，用料一起放入，煮約一小時，可調味飲用。

27. 苦瓜清湯

【適應範圍】

此湯清淡味鮮，爽口利咽，有清熱祛火之功。適用於咽喉腫痛、口乾口苦、中暑、便秘等病症。

【材料分量】苦瓜五百克，瘦火腿五十克，清湯一千二百五十克，精鹽三克，胡椒麵二克。味精二克。

【製作方法】(1)先把苦瓜洗淨，切去兩頭的尖，一剖兩半，挖去瓤子，切成五公分長的段，再順切成二公分寬的片。火腿切成絲，用二百五十克清湯加入少許鹽、味精待用。

(2)燒開水，把苦瓜下入汆熟，撈在有鹽的涼清湯內漂半小時。

(3)燒開餘下的湯，加入鹽、味精、胡椒麵燒開。此時把苦瓜撈出，放在湯碗中，加入燒開的清湯即可。

【附加說明】苦瓜一定要將瓤去盡，下開水汆熟。

28. 青箱子魚片湯

【適應範圍】此湯有強肝明目、祛風解毒和潤膚之功。適用於視力減退、皮膚瘙癢不潤、頭暈目眩等病症。

【材料分量】

魚肉一百五十克，豆腐二塊，青箱子十二克，海帶少許，蔬菜酌量。

【製作方法】

(1)先將青箱子用杯水以中火約煎一小時半，煎至約二杯半水，隔渣留汁備用。

(2)蔬菜（可隨意選擇）洗淨切好，魚肉切片，豆腐切成小塊。

(3)將切好的海帶連同青箱子汁倒進鍋，煮滾調味，可作湯用。

(4)魚片放在碗內，用湯汁攪拌一下，然後放進鍋內，再放入豆腐。

(5)待豆腐煮至浮起時，再放蔬菜，然後調味，再煮片刻便成。

29. 葱棗湯

【適應範圍】

此湯香甜可口，吃棗喝湯，有祛風散寒、健脾養心之功。對風寒感冒、咳嗽，或神經衰弱、失眠、胸中煩悶有輔助療效，爲住家保健湯菜。

【材料分量】

紅棗二十個，蔥白八棵。

【製作方法】

將紅棗用水泡發，洗淨，放入鍋內，上火煮二十分鐘，再加入蔥白，繼續用小火煮十分鐘即成。

【附加說明】

(1)紅棗宜用個小、均勻者；蔥白需要連根鬚。

(2)諺語曰：「日吃大棗，肥健不老。」

30. 苦瓜瘦肉湯

【適應範圍】

此湯有解毒祛風、滋陰明目之功。適用於春季感冒傷津、兩目乾澀、便秘等病症。

【材料分量】

苦瓜一百五十克，瘦肉九十克，油鹽酌量。

【製作方法】

(1)苦瓜洗淨去核，切成小塊。
(2)瘦肉洗淨切片。
(3)用適量清水，先放苦瓜，用猛火煮滾，見苦瓜稔熟，再放入肉片，以慢火煮片刻，加油鹽調味即可。

31. 菜根綠豆湯

【適應範圍】

此湯色清味甘，有清熱解毒、利水消腫之功。適用於外感溫熱之邪而引起發熱頭痛、口乾鼻塞，或下焦濕熱所致小便黃赤、尿頻尿痛等病症。

【材料分量】

白菜根莖頭一個，綠豆芽三十克。

【製作方法】

先將白菜根莖頭洗淨切片，放入鍋中，加入綠豆芽，再加入水煮沸，繼續煮半小時，即可飲用。

【附加說明】

飲此湯取微汗為宜，日飲二～三次，每次一百～二百毫升。

32. 金針莧菜湯

【適應範圍】

此湯黃綠相間，清鮮而嫩，有清熱解毒明目之功。適用於熱鬱生濕、濕熱毒火上攻而引起的暴發火眼（結膜炎）、兩目紅赤腫痛等症。

【材料分量】

黃花菜三十克，馬齒莧三十克。

【製作方法】

上二味加水適量，文火慢煮，然後去渣，代茶飲。

【附加說明】

(1)黃花菜、馬齒莧一定要洗淨。
(2)凡脾胃虛寒，腹痛腹瀉者勿用。

33. 魚頭豆腐湯

【適應範圍】
此湯有祛風補腦、活血消腫之功。適用男女頭風虛風頭痛、高血壓頭昏等病症。魚頭可去頭風，補腦補血；豆腐則補中益氣，利水消脹。

【材料分量】
鯇魚頭二個，豆腐三塊，生薑三塊，油鹽酌量。

【製作方法】
(1)魚頭切開洗淨，除腮去瘀血。
(2)放油和薑片在鍋內，把魚頭爆香。
(3)再放四碗水，然後放豆腐，煮一小時左右即可。

34. 蝴蝶茭白湯

【適應範圍】

此湯軟爛鮮香，湯汁澄清，爲春夏秋季疏風解暑之時令湯菜。

【材料分量】

茭白二百五十克，葱段、生薑塊各五克，味精一克，料酒十五克，清湯五百克，精鹽適量，胡椒粉少許。

【製作方法】

(1)將茭白順長修切成蝴蝶形，再横切成〇・六公分厚的蝴蝶片；葱取莖部切成二厘米長的段。

(2)將茭白放入湯盆內，加薑塊、精鹽料酒、清湯，蒸二小時後，再加味精、胡椒粉、葱段即成。

【附加說明】

茭白要選用細嫩、潔白、肥厚者，切不可以用青茭。

六、夏季用湯

1. 綠豆南瓜湯

【適應範圍】

此湯為民間夏季解暑的常用湯料，能清暑解毒，生津益氣，適用於夏季傷暑心煩、口渴身熱、頭暈乏力、尿赤而少等病症。糖尿病患者亦可用之。

【材料分量】

乾綠豆五十克，老南瓜五百克，食鹽少許。

【製作方法】

(1)乾綠豆用清水淘去泥沙，濾去水，趁水未乾時加入食鹽少許（約三克）拌合均勻，略腌3分鐘後用清水沖洗乾淨。

(2)老南瓜削去表皮，摳去瓜瓤，用清水沖洗乾淨，切成約二公分見方的塊待用。

(3)鍋內注入清水約五百毫升，置武火上燒沸後，先下綠豆煮沸二分鐘，淋入少許涼水，再沸，即將南瓜塊下鍋內，蓋上蓋，用文火煮沸約三十分鐘，至綠豆開花即成，吃時可加食鹽少許調味。

【附加說明】

(1)此湯亦有解毒殺蟲之功，對蟯蟲等有一定效果。
(2)忌食肥膩。

2. 肉片絲瓜湯

【適應範圍】
此湯肉質鮮嫩，湯味清淡，色彩美觀，是夏日湯中佳品。有清暑滌熱、解毒明目之功。適用於中暑、適用於中暑、傷暑、煩渴引飲、眼紅疼痛、痱毒癤腫等病症。

【材料分量】
瘦豬肉一百五十克，絲瓜三十克，水發木耳少許，雞蛋半個，葱末、精鹽、味精、澱粉、豬油少許。

【製作方法】
(1)將豬肉洗淨，瀝水，切成薄片，裝入盤內放入鹽、雞蛋、澱粉、拌勻漿好。
(2)用刀刮淨絲瓜皮，洗淨，瀝水，切成滾刀塊。木耳洗淨待用。
(3)炒鍋放到中火上，放入少許豬油達到五成熱時，放入絲瓜，煸炒幾下，放入適量清水，燒開，放豬肉片撇去浮沫，放入木耳、鹽、味精、葱末，裝入湯碗即可。

【附加說明】

脾胃虛寒的病人忌食用。

3. 豬骨薏米天門冬湯

【適應範圍】

此湯消暑解熱，刺激胃水，增進食慾。

【材料分量】

豬骨五百克，薏米三十克，天門冬三十克。

【製作方法】

將豬骨、薏米、天門冬放進煲內，加入適量的水，煲至二小時加入調味即可。

4. 清補涼湯

【適應範圍】

此湯有清涼散熱和滋補功效，老幼皆宜，適合夏季合家飲用。

【材料分量】

豬肉一百八十克，淮山九克，薏米九克，玉竹九克，芡實九克，百合九克，蓮子九克。

【製作方法】

(1)將用料洗淨，豬肉切成細塊。

(2)用清水六碗，材料一起放進煲內，煮約二小時，加少許鹽調味便可。

5. 蛋黃菜花湯

【適應範圍】

此湯清淡爽口，湯味鮮嫩，有解暑開胃去膩之功，是夏日家庭防暑保健佳品。

【材料分量】

雞蛋二個，菜花二百克，青豌豆二十五克，熟豬油十克，精鹽、味精、香菜末、骨頭湯各適量。

【製作方法】

(1)把菜花修整乾淨，掰成小花朵，放入開水鍋中略煮一下撈出，在涼水中投涼，再撈出，放入盤中。

(2)把雞蛋煮熟，剝皮，使蛋白與蛋黃分開，蛋白切絲，蛋黃搗成茸。

(3)勺內放油，燒熱，放入蛋黃茸略炒幾下，加入骨頭湯，隨後加花菜、豌豆、蛋白絲、精鹽，燒開撇去浮沫，加入味精，撒點香菜即可。

6. 冬瓜鯇魚湯

【適應範圍】

此湯有清熱解毒、利水化痰、祛風平肝之功。適用於暑熱尿少、咳嗽多痰、血壓增高等病症。

【材料分量】

冬瓜二百五十克，鯇魚二百五十克，薑二片，油鹽酌量。

【製作方法】

(1)鯇魚以用尾部最好，洗淨去鱗，用油鹽煎至金黃色。

(2)冬瓜洗淨，去皮和核，切成細塊。

(3)用適量清水，材料一起放入煲內，煮約三小時，調味即可。

7. 薺菜地栗湯

【適應範圍】

此湯鮮嫩清香，爽口利咽，有清熱解毒、利水降壓、明目止血之功。適用於暑熱口渴、目赤、咽喉腫痛、小便不利、月經過多等病症。

【材料分量】

薺菜一百克，地栗一百克，水發香菇五十克，蔴油、精鹽、味精各適量。

【附加說明】

(1)地栗即荸薺，以個大、肥嫩者為佳。脾胃虛寒及血虛者慎用之。

(2)薺菜有明顯收縮子宮的作用，所以對於孕婦應慎用。薺菜還有明顯的止血作用。

8. 冬瓜腰片湯

【適應範圍】

此湯有補腎強腰、利濕降壓之功。適用於夏季暑濕內困引起的腰膝酸弱、下肢水腫，或高血壓病、眩暈耳鳴等病症。

【材料分量】

冬瓜二百五十克，豬腰一副，薏米九克，黃芪九克，淮山九克，香菇五個，雞湯十杯。

【製作方法】

(1)將用料洗淨，冬瓜削皮去核，切成塊狀；香菇去蒂。

(2)豬腰對切兩邊，除去白色部分，再切成片，洗淨後用熱水燙過。

(3)雞湯倒入鍋中加熱，先放薑葱，再放薏米、黃芪和冬瓜，以中火煮四十分鐘。

(4)放入豬腰、香菇和淮山，煮熟後用慢火再煮片刻，調味即可。

9. 水果冷湯

【適應範圍】

此湯色澤艷美，甜涼清香，有解暑清熱、生津除煩之功。適用於暑熱傷津、口渴心煩、便秘等病症，是夏季清涼湯肴。並有醒酒解膩的作用。

【材料分量】

水二千克，蘋果七百五十克，梨五百克，桂皮十克，草莓或杏二百五十克，糖五百克，玉米粉五百克，鹽五克。

【製作方法】

把蘋果、梨去皮切成小桔子瓣形，分開放之；草莓洗淨切開。在水內放糖、桂皮煮沸，再放上切好的梨煮十分鐘，放蘋果和草莓煮沸後用玉米粉調劑濃度，涼後放入冰箱冷卻食用。

【附加說明】

脾虛大便溏薄及寒喘咳嗽者忌服。

10. 椰子雞肉湯

【適應範圍】

此湯消暑解熱，適用於暑熱口乾口苦、尿黃、熱痱等病症。

【材料分量】

椰子肉一個，香菇五十克，雞肉二百五十克，瘦肉一百五十克，火腿、燕窩少許。

【製作方法】

(1)把燕窩浸水去細毛，香菇發水。

(2)把燕窩、椰子肉、香菇、雞肉、瘦肉、火腿和浸香菇水放入煲內，再加入適量的清水，煲至三小時便可以進食。食時加少許酒，味道更香甜。

11.西紅柿雞蛋湯

【適應範圍】

此湯色澤艷麗，鮮美開胃，有生津止渴、清暑消食之功。適用於傷暑口渴、夏季感冒發熱、食慾不振等病症。是夏季湯中佳品。

【材料分量】

雞蛋二個，西紅柿（番茄）二百五十克，素油十克，豬油五克，精鹽、味精各少許。

【製作方法】

(1)將西紅柿洗淨後，切成厚片。
(2)將雞蛋抽打成雞蛋糊，略加些鹽。
(3)將西紅柿片倒入熱油鍋裡加入一碗半清水，在旺火中煮開後，緩緩倒入雞蛋糊，並用勺輕輕地在鍋底推幾下，待湯微開後，加入鹽、味精和油。

【附加說明】

湯燒沸後，打去浮沫，以免影響湯質。

12. 苦瓜豆腐湯

【適應範圍】

此湯色澤綠白，利口微苦，營養豐富，有清熱解暑、通利胃腸之功。適用於夏季暑癤、痱子、疰夏、夏季熱等病症，亦可解酒毒。

【材料分量】

苦瓜一百五十克，瘦豬肉一百克，豆腐四百克，黃酒、醬油、麻油、精鹽、味精各適量。

【製作方法】

豬肉剁成末，加酒、醬油、麻油、水生粉腌十分鐘。生油燒熟略爲降溫，下肉末劃散，加入苦瓜翻炒數下，倒入沸水，推入豆腐塊，用勺劃碎，調味煮沸，著薄芡，淋上麻油。

【附加說明】

虛寒胃痛的患者不宜食。

13. 茉莉銀耳湯

【適應範圍】

此湯清澈見底，色澤鮮亮，入口鮮爽，有益氣解暑、生津潤肺、滋陰健腦之功。適用於暑熱咳嗽、肺燥乾渴、便秘出血、頭暈耳鳴、慢性咽炎、高血壓、冠心病、肺結核等病症，也可用於癌症患者，是家庭高級湯品。

【材料分量】

銀耳二十五克，茉莉花二十朵，清湯一千五百克，料酒十五克，精鹽、味精各適量。

【製作方法】

⑴銀耳用涼水浸泡，漲發後摘去根和變色的部分，用涼水洗淨，在開水中汆一遍，再放入涼水漂涼待用。茉莉花去蒂用清水洗淨，扣在盤中（以防失去香味）待用。

⑵鍋中放入清湯，下入銀耳、料酒、鹽、味精，湯開後撇去浮沫，盛入湯碗中，再將茉莉花撒在碗中即可。

【附加說明】

銀耳又稱白木耳，以乾燥、朵大、肉厚者爲佳。有補腦潤膚之作用。從銀耳中分離的酶類物質，是癌症病人的滋養珍品。

14. 大飛揚草豆腐湯

【適應範圍】

此湯能清熱解毒，通乳利尿，對夏季婦人產後無乳或乳汁少，甚或乳腺炎，以及暑濕內蘊引起的口乾尿少、肌膚濕疹等有一定療效。

【材料分量】

大飛揚草二十克，豆腐二塊，瘦肉九十克。

【製作方法】

(1)將瘦肉洗淨，切絲；豆腐洗淨瀝乾，切成細方塊。

(2)煲內盛二碗清水，用料一起放入，煮至約一碗水分量，用油鹽調味即成。

15. 綠豆理肝湯

【適應範圍】

此湯消暑熱，降肝火，平血壓。適用於夏季暑熱口渴，或肝火上炎引起的高血壓病。

【材料分量】

綠豆二百五十克，海帶一百二十克，冰糖二百五十克。

【製作方法】

(1)將綠豆洗淨，海帶泡軟後切段。

(2)用適量清水，先放綠豆在鍋中，以猛火燜煮五分鐘，再放入海帶，煮熟後加糖即可飲用。

16. 加減古方五汁湯

【適應範圍】

此湯色澤鮮美，有清肺利咽、生津解熱之功。適用於暑熱咽腫目赤、煩渴咳嗽、納食減少、時時欲嘔等病症，是較好的夏季保健湯品。

【材料分量】

蜜柑一百克，鮮藕一百二十克，荸薺一百五十克，青果一百克，生薑六克。

【製作方法】

蜜柑、藕、荸薺、青果、生薑均去皮去核，共搗如泥，用布擰汁或壓榨擠汁，加適量磁化水即成。

【附加說明】

本方是光緒皇帝晚期，御醫起文魁謹擬的皇上「加減古方五汁飲」。據記載推測此方爲光緒病重期所用的保健食療湯飲。

17. 地膽頭瘦肉湯

【適應範圍】此湯有清熱解毒、涼血利尿之功，適用於夏季暑熱、疰夏、小便黃赤、熱痱濕疹等病症。

【材料分量】地膽頭二十四克，瘦肉九十克，油鹽酌量。

【製作方法】
(1)將用料洗淨，瘦肉切成細塊。
(2)材料一起放入煲內，用四碗清水，煎煮成二碗，再用油鹽調味即成。

18. 苦瓜兔肉湯

【適應範圍】此湯有清暑泄熱、益氣生津、除煩之功。適應於發熱不退，午後熱勢升高，口渴多飲，少汁，小便多而淸長，精神煩躁，口唇乾燥，舌質紅，苔薄黃等病症。

【材料分量】

苦瓜一百五十克，兔肉二百五十克，食鹽、味精、澱粉各適量。

【製作方法】

⑴將苦瓜洗淨，破作兩半，去瓤，切成片狀。

⑵兔肉洗淨，切成片狀，拌以澱粉。

⑶先將苦瓜放入鍋內，加水適量，武火燒沸，煎煮十分鐘後，加入兔肉、食鹽，煮至肉熟，放入味精即成。

19. 砂仁鯽魚湯

【適應範圍】

此湯有醒脾開胃、利濕止嘔之功。適用於惡心嘔吐、不思飲食，或病後食慾不振之症。

【材料分量】

砂仁三克，鮮鯽魚一尾（一百五十克），生薑、葱、食鹽各適量。

【製作方法】

(1)將鮮鯽魚去鱗、鰓，剖腹去內臟，洗淨。砂仁放入魚腹中。

(2)將裝有砂仁的鯽魚放入鍋內，以砂鍋最好，加水適量，用武火燒開。

(3)鍋內湯燒開後，放入生薑、葱、食鹽，即可吃魚飲湯。

20. 草菇湯

【適應範圍】

此湯有清暑泄熱、健脾益氣之功。適用於發熱持續不退、口渴多飲、少汗、心煩神疲、肢軟納呆等病症。

【材料分量】

草菇二百五十克，食鹽、菜油適量。

【製作方法】

將鮮草菇洗淨，切片。先將鍋燒熱，放入菜油，油熱後放入食鹽、草菇翻炒幾下，加水適量煮熟即可。

21. 絲瓜蝦米蛋湯

【適應範圍】

此湯色彩鮮麗調和，湯汁瓜香蛋鮮兼有海味，適用於夏季納食不香、頭暈面赤、身熱不爽等病症。

【材料分量】

絲瓜五百克，蝦米一百克，雞蛋三個，豆油五十克，精鹽八克，味精一克，葱末五克。

【製作方法】

(1)將絲瓜削去外皮，切成三公分長的菱形塊。雞蛋磕入碗內，用竹筷調勻，放入精鹽二克，蝦米用溫水泡軟。

(2)炒鍋上火，舀入豆油燒至四成熱，倒入蛋液，攤成雞蛋餅，並用小火將兩面煎成金黃色，盛入碗內，改成小塊。炒鍋復上火，鍋內放入豆油燒熱，放入葱末炸出香味，加入絲瓜煸炒至發軟，加入開水約二千克，再加入蝦米燒沸約五分鐘，放入蛋塊，再用旺火燒三分鐘，見湯汁變白時，放入精鹽、味精，起鍋裝入湯盆內即成。

22. 生津和胃湯

【適應範圍】

此湯有清熱解暑、生津和胃、止咳除煩之功能。適用於暑熱傷津引起的咽乾口燥、反胃嘔逆、乾咳等病症。

【材料分量】

大梨三個，藕十克，荷梗一節，桔絡三克，甘草三克，生薑三片，蓮子心十根，元參六克。

【製作方法】

梨、藕、薑分別去皮搗汁；荷梗切碎；元參切片並與桔絡、甘草、蓮心一起，加水共煎半小時，放溫後濾過湯汁，與梨、藕、薑汁混合即成。

23. 蓮藕清血湯

【適應範圍】

此湯有清血、降肝火、利腸胃之功。適用於夏暑患者血壓升高、心煩、急躁、鼻衄出血等病症。

【材料分量】

蓮藕二百五十克，章魚一條，油、鹽酌量。

【製作方法】

(1)蓮藕和章魚分別洗淨，蓮藕切片，章魚切成小塊。

(2)用清水四碗，先放蓮藕入煲內，煮至熟稔，再放章魚。煮滾後調味，便可飲用。

24. 馬齒莧綠豆湯

【適應範圍】

此湯色青而淡，有解暑清熱、利濕止痢之功。適用於濕熱泄瀉，或熱毒血痢、腸炎、泌尿系感染等病症。

【材料分量】

新鮮馬齒莧一百二十克（或乾品六十克），綠豆六十克。

【製作方法】

將新鮮馬齒莧、綠豆煎湯服食。每日一、二次，連服三日。

25. 冰糖銀耳蓮子湯

【適應範圍】

此湯潔白細嫩，甘甜適口，爽而不膩，有解暑生津、養陰潤肺、清心安神的作用。適用於夏暑心煩失眠、乾咳少痰、口乾咽乾、食少乏力等病症。亦可用於健康人消除疲勞，促進食慾，增強體質。是家庭宴會常用湯菜。

【材料分量】

冰糖二百克，去心蓮子一百五十克，銀耳二十五克，桂花少許。

【製作方法】

(1)蓮子水泡漲發後用溫水小泡兩三遍，倒入碗中，加上開水，以漫過蓮子爲宜，上屜蒸五十分鐘左右，取出備用。

(2)銀耳用溫水泡軟，待其漲發後，去根蒂、洗淨、掰成小瓣，上屜蒸熟備用。

(3)鍋中倒入清水一千五百克，加入冰糖、桂花燒開，撇淨浮沫，放入銀耳略燙一下，撈在大湯碗內，然後把蒸熟的蓮子潷去原湯，也放在湯碗內，最後把冰糖桂花汁澆在湯碗內即成。

【附加說明】

冰糖、銀耳要質量上乘的。

26. 絲瓜茶湯

【適應範圍】

此湯色青汁淡，有清暑解熱、生津止渴的功能。適用於暑熱口乾、飲食減少、疲勞體乏、兩眼紅赤等症。同時有輕身防胖的療效。

【材料分量】

絲瓜二百五十克，綠茶五克，鹽少許。

【製作方法】

將絲瓜洗淨，切成〇．七公分厚的片，放入砂鍋中，加少許鹽和適量水，將絲瓜煮熟，再加入茶葉，取汁飲用。

【附加說明】

絲瓜能清熱化痰，涼血解毒，富含粘液、瓜氨酸、維生素C、B等。用時宜取個大，質嫩者入湯。

27. 酸菜皮蛋湯

【適應範圍】

此湯清淡鹹鮮，用濃郁川味泡青菜與皮蛋相配，相得益彰，有解暑之功。適用於夏季暑熱口渴、納少食呆等病症。是佐餐佳品。

【材料分量】

泡青菜一百五十克，皮蛋四個，味精一克，乾澱粉五十克，胡椒粉〇・五克，鮮湯七百五十克，熟菜油一百五十克。

【製作方法】

(1)將皮蛋剝殼，切成六瓣，裹上乾澱粉；泡青菜切成〇・三公分粗的絲。

(2)鮮湯在鍋中燒開，下泡青菜，胡椒粉煮；另火上炒鍋，下菜油燒至七成熟，下皮蛋微炸後撈起，瀝乾油，放入泡青菜湯中煮，下味精裝入湯碗即可。

【附加說明】

(1)選用老皮蛋。
(2)泡青菜要橫筋切成絲。
(3)皮蛋上乾澱粉要撒均勻。

28. 西瓜雞湯

【適應範圍】
此湯清香微甜，雞肉細嫩，製法獨特，有解暑利尿之功，是夏秋季佐餐解暑的珍品。

【材料分量】
仔雞肉五百克，火腿五十克，鮮筍五十克，大西瓜一個，化豬油三十克，醬油二十五克，生薑十克，鮮湯適量。

【製作方法】
(1)將雞肉拍碎骨頭，剁成三·三公分見方的塊。鮮筍、火腿切成同樣大小的片。
(2)鍋內下豬油燒熱，下雞肉、火腿、筍片，加精鹽、生薑、醬油等調料，再加鮮湯將雞肉淹沒，在文火上煨熟。

(3)西瓜洗淨，用刀在上端切下一蓋，挖去瓜瓤，放開水中泡一下用布揩乾。雞肉煨到熟爛時，即舀入西瓜內蓋好，上籠蒸半小時，待瓜皮呈黃色即可食之。

【附加說明】

此湯由「西瓜仔雞」演變而來。湯的用量可視西瓜大小而定。西瓜瓜瓤要去均勻。

29. 烏魚冬瓜湯

【適應範圍】

此湯味鮮而美，口鹹宜人，有補脾、利水、消腫之功。適用於脾虛濕盛而致的面部及四肢浮腫、小便短少、乏力頭暈、精神欠佳的病症。

【材料分量】

大烏魚一條，冬瓜一千克，料酒、精鹽、葱、薑、胡椒粉、生油、雞湯各適量。

【製作方法】

(1)將冬瓜去皮，去瓤，切成片。

(2)將烏魚去鰓，去內臟，斬成幾段，洗淨。放油鍋中稍煎後，放入適量雞湯，加入葱薑、鹽、料酒，煮至魚肉熟爛，揀去葱、薑，以胡椒粉調味即成。

30. 南瓜尖奶湯

【適應範圍】

此湯鮮嫩可口，用南瓜尖和南瓜花同烹，用料新奇，有解毒消炎、清熱祛暑、殺蟲止痛之功。適用於夏日火熱內盛的人們食用。

【材料分量】

南瓜尖五百克，南瓜花二十朵，水發口蘑五十克，熟火腿五十克，奶湯一千克，精鹽五克，料酒五克，味精二克，豬油五十克，雞油十克，葱、薑各五克。

【製作方法】

(1)選用鮮嫩的南瓜尖和半開的南瓜花，撕去莖的皮，摘去花的蒂和心，洗淨泥沙；口蘑切成薄片；火腿切成長方形的薄片、葱、薑拍破。

(2)將南瓜尖、南瓜花、口蘑片分別用開水汆一遍，撈在涼水中沖涼，再用涼水漂上。

(3)燒熱鍋，放入五十克豬油，下葱、薑煸一下，加入奶湯煮一會，撈去葱、薑，下南瓜尖、南瓜花、口蘑、火腿、粗鹽、料酒、味精燒開，撇去浮沫，調好味，淋入少許雞油即可。

【附加說明】

(1)南瓜花宜選用新鮮、嫩氣者爲宜。

(2)南瓜可殺蟲，所以對蟯蟲等有一定療效。

31. 綠豆馬齒莧瘦肉湯

【適應範圍】

此湯有清熱止痢之功。適用於夏季熱痢、胃腸炎、皮膚濕毒、熱痱等病症。

【材料分量】

綠豆一百五十克，馬齒莧二百克，瘦肉一百五十克，蒜仁四粒，油、鹽酌量。

【製作方法】

將用料洗淨，馬齒莧切段。放適量清水在煲內，先把綠豆煮約十五分鐘。再放入其它材料，煮約一小時，至瘦肉軟熟，調味即可飲用。

32. 榨菜肉絲湯

【適應範圍】

此湯質地脆嫩，肉絲鮮香，鮮鹹適口，湯汁清澄，有開胃爽口之功。適用於中暑，納少、乏力、頭暈或疰夏等病症。

【材料分量】

瘦肉絲二百五十克，榨菜二百克，精鹽二克，味精一克，熟豬油五克，葱段五克。

【製作方法】

炒鍋上火，舀入清水約七百五十克燒沸，放入肉絲，待肉絲變白色時，用漏勺撈出，打去浮沫，放入榨菜絲、精鹽、味精，裝入湯碗內，滴入熟豬油即成。

33. 番茄皮蛋湯

【適應範圍】

此湯用皮蛋、番茄、綠色蔬菜配合調湯，變冷爲熱，化軟爲酥，紅、黃、綠、黑四色分明，有解暑清熱之功。適用於夏季暑熱、口渴心煩、小便黃少等病症。爲家庭常用湯品。

【材料分量】

番茄三十克，皮蛋四個，綠色蔬菜十克，精鹽二克，生薑五克，鮮湯一千克。

【製作方法】

(1)將番茄洗淨，放入沸水中微燙後撕去皮，對剖，去蒂，切成片；薑去皮洗淨，切成末；皮蛋去掉外層，洗淨，剝去殼，對剖，切成薄片；綠色蔬菜清洗乾淨。

(2)鍋洗淨置旺火上燒熱，倒入菜油燒至六成熱時，將皮蛋片投入油鍋中炸酥起泡，摻入鮮湯放入薑末，燒至湯色微白時，放入綠色蔬菜煮熟，下精鹽調好味，最後放入番茄片，燒沸起鍋。

【附加說明】

番茄片下鍋後不宜久煮，以保持湯的碧綠色澤，避免酸味太重。

34. 黃瓜三絲湯

【適應範圍】

此湯清淡鹹鮮，有解暑助餐之功。適用於夏季暑熱蒸鬱引起的納呆口渴、小便黃赤、頭暈乏力等。是夏季適口的住家湯菜。

【材料分量】

嫩黃瓜二百五十克，老泡青菜一百克，鮮湯七百五十克，精鹽二克，味精一克，小葱花三克，海帶五十克。

【製作方法】

(1)將黃瓜去皮洗淨，切成七公分長、〇．五公分見方的絲；泡青菜用清水漂洗後，切成絲；海帶發漲、洗淨，切成絲。

(2)鍋置旺火上，摻入鮮湯，放入海帶絲、泡青菜絲先煮，然後投入黃瓜絲入鍋燒沸，加入精鹽、味精起鍋，撒上細葱花即成。

【附加說明】

(1)老泡青菜選用有濃郁四川風味者爲宜。

(2)黃瓜不宜久煮，以保持其脆嫩清香。

35. 海米冬瓜湯

【適應範圍】

此湯鹹鮮可口，清爽純正，有消暑解膩之功。適用於夏季暑熱內盛、小便不利或黃少、心煩口渴、飲食減少等病症。不僅家庭常用，亦可上宴席。

【材料分量】

冬瓜五百克，海米十五克，豬油十克，葱絲、薑絲各少許，雞蛋一個，精鹽三克，味精一克，香菜末二克，雞湯七百五十克。

【製作方法】

(1)將冬瓜去皮去瓤洗淨，切成瓦楞形片；海米（金鈎）放碗內，用開水發好，洗淨雜質待用。

(2)湯鍋置火上，放豬油燒熱，將葱薑絲、海米一起放入鍋內熗炒，隨即下雞湯熬十分鐘，再放入冬瓜片煮五分鐘。然後，放入精鹽、味精，淋入雞蛋液，起鍋盛入大湯碗內，撒上香菜末即成。

【附加說明】

⑴此湯由「金鈎冬瓜」變化而來，有同工異曲之妙。

⑵熗炒葱薑絲、海米，火不宜過旺。

36. 三鮮冬瓜湯

【適應範圍】

此湯汁鮮味美，清淡爽口，用料別緻，採用三個帶「冬」字的原料，即冬瓜、冬筍、冬菇烹製而成，是夏末秋初解暑、清熱、除膩的一款佐餐好湯菜。

【材料分量】

冬瓜五百克，水發冬菇一百克，罐頭冬筍一百克，精鹽三克；菜油五十克，鮮湯一千克。

【製作方法】

⑴將冬瓜削去皮，去瓤洗淨，切成〇・五公分厚的片；冬筍切成〇・二公分厚的片；冬菇去蒂，切成薄片。

⑵鍋洗淨置旺火上，倒入菜油燒至七成熱時，放入冬瓜微炒，摻入鮮湯。將冬瓜

煮至快粑時，下冬筍片、冬菇片同煮至冬瓜粑軟，加入精鹽調味起鍋，入湯盆上桌即可。

【附加說明】

(1)將冬瓜煮至粑而不爛爲佳。

(2)冬菇片越薄越好，有利於入味。

37. 薏米雞湯

【適應範圍】

此菜湯鮮味美，肉質細嫩，薏米香甜，有健脾和胃、化氣利水之功效。適用於水腫、風濕疼痛、虛勞羸瘦、泄瀉、小便頻數等病症。常食之可以健身防癌。

【材料分量】

雞一隻（約二千克重），薏米五百克，清水一千五百毫升，生薑二十克，葱十五克，胡椒粉三克，精鹽六克，料酒十五克，味精三克，黨參適量。

【製作方法】

(1)將雞宰殺，去淨毛，剖腹去內臟，剁去腳爪，洗淨，入沸水鍋中汆去血水洗淨。黨參、薏米洗淨，生薑洗淨拍破，葱洗淨用整棵。

⑵砂鍋洗淨加清水，放入雞、薏米、精鹽、生薑、葱、胡椒、料酒，置大火上燒開，打法浮沫，改用小火慢燒二小時左右，至雞肉粑熟爲度。

⑶從砂鍋內揀出薑、葱不用，放入味精調味即成。

【附加說明】

雞的選用以仔雞爲宜；薏米要淘淨，注意火候變化。

38. 滑魚湯

【適應範圍】

此湯清香爽口，滋補營養，有消腫除脹、逐水利尿之功效。適用於水腫不消、小便短小、慢性腎炎等病症。對產後下奶尤佳。

【材料分量】

鮮鯉魚一千克，蓽茇二．五克，花椒二．五克，生薑五克，香菜七．五克，葱白二根，料酒、鹽、醋各適量。

【製作方法】

(1)將鯉魚去鱗，剖腹去內臟，洗淨，切成小塊。
(2)把葱、薑洗淨，拍破。
(3)鍋內放入魚、蓽芨、葱、薑，加水適量，放在旺火上燒開，然後小火燉半小時，加入香菜、料酒、醋即成。

【附加說明】
鯉魚含高蛋白，低膽固醇，故對肥胖症也有一定療效。

39. 何首烏鯉魚湯

【適應範圍】
此湯鮮嫩適口，有補肝益腎、利水消腫之功效。適用於慢性腎炎水腫、肝硬化腹水等病症。並有壯陽烏髮、永保青春之效。

【材料分量】
活鯉魚一條，何首烏二・五克，生薑二・五克，料酒、精鹽適量。

【製作方法】
(1)鯉魚除去苦膽，保留內臟，不刮鱗，切成片。

⑵何首烏加水適量，小火熬一小時，去渣留汁備用。
⑶鍋內添水三碗，放入魚，大火煮沸，下料酒、薑、鹽，小火燉二小時左右，加入何首烏汁煮沸即可出鍋。

【附加說明】

本湯煮製時忌用鐵器。

40. 玉米汁鯽魚湯

【適應範圍】

此湯鹹鮮適口，營養豐富，有除濕利尿之效。適用於水腫、尿少、尿頻、尿急、尿道感染灼熱疼痛等病症。

【材料分量】

鯽魚一條（約三百五十克），玉米鬚一百克，玉米芯一百克，黃酒、葱節、生薑、味精各適量。

【製作方法】

玉米鬚與芯加水煮沸二十分鐘後瀝出汁待用。鯽魚去鱗和腸雜，加酒漬片刻氽入汁水中，加上黃酒、薑片燴三十分鐘，撒上葱花。

【附加說明】

玉米有輕身減肥，抑制癌細胞的功能。

41. 羊肉瓠子湯

【適應範圍】

此湯肉爛湯鮮，有利水消腫之效。適用於水汽泛溢引起的面目四肢浮腫，特別對中氣虛弱之浮腫最佳。

【材料分量】

羊肉五百克，草果四個，瓠子五個，生薑、葱、鹽、醋適量。

【製作方法】

先煮羊肉，草果熬成湯去渣；再將瓠子去瓤皮切片放入湯中，湯沸再放薑、葱、鹽、醋即可。

【附加說明】

瓠子苦甘寒，有利水消腫之功。

42. 赤豆西瓜湯

【適應範圍】

此湯色清爽口，甘淡而平，有利濕清熱，涼血生津之效。對濕邪阻遏脾胃而引起的黃疸、黃胖、浮腫，或下焦濕熱所致小便淋澀不利、血尿等病症有良好效果，是家庭保健常用湯品。

【材料分量】

西瓜皮、赤小豆、白茅根各五十克。

【製作方法】

將西瓜皮連同翠衣洗淨後切成小塊，白茅根洗淨後亦切成同樣小塊，赤小豆淘洗淨，將三物同入砂鍋中，加適量清水煎湯，以文火煮半日以上方可。

【附加說明】

本湯應用時需連服一週，方能達到療效。

43. 蝦皮豆腐玉米鬚湯

【適應範圍】

此湯鮮香質嫩，清爽可口，去腥解膩，有利濕清熱、補碘補鈣之功。適用於浮腫、淋巴結核、甲狀腺腫大等病症，也可用作糖尿病人預防併發動脈硬化的膳食湯品，並對小兒及老年人缺鈣有一定作用。

【材料分量】

蝦皮二十克，玉米鬚一百克，豆腐四百克，紫菜五克，黃酒、醬油、麻油、精鹽、味精各適量。

【製作方法】

玉米鬚加水煮二十分鐘，去渣留汁。蝦皮用酒浸發後加水煮五分鐘，投入沸水燙過的豆腐塊，再倒入玉米鬚汁，調味煮沸，撒上撕碎的紫菜。

【附加說明】

(1)此湯可用於飲酒中毒者。
(2)對皮膚瘡疥等皮膚病忌食用之。

44. 烏魚冬瓜湯

【適應範圍】

此湯清淡可口，湯汁純香，營養豐富，有利尿化痰、清熱解暑、開胃健脾之功。適用於腎炎頭面浮腫，糖尿病及肝硬化水腫的病人。亦爲夏季保健湯菜。

【材料分量】

烏魚五百克，冬瓜二百五十克，黃酒、葱花、薑片、味精各適量。

【製作方法】

烏魚留鱗去腸雜，切塊後在爆香薑片的溫油中略煎，烹上黃酒，加少許水，燜煮二十～三十分鐘後，加入冬瓜片，再煮5分鐘，撒上葱花和味精。

【附加說明】

煎魚注意火候，不宜過大；煮湯中注意打盡浮沫。

45. 鮮蘑豆腐湯

【適應範圍】

此湯味道鮮美，質嫩爽滑，家常風味，有消脹利水、寬中益氣、清熱開胃、補益強身之功。適用於肝炎，哮喘引起的四肢、頭面浮腫，也可用於白細胞減少症。

【材料分量】

鮮蘑菇一百五十克，豆腐四百克，蒜頭一瓣，葱花、薑片、精鹽、麻油、味精、胡椒粉各適量。

【製作方法】

鮮蘑菇切丁，豆腐沸水燙後切成小薄片，油燒至六成熱，爆香蒜丁薑末，加入蘑菇丁煸炒，然後倒入清水。待沸倒入豆腐片，並調味。再沸、勾薄的透明芡，並撒上葱花，胡椒粉，澆上麻油。

【附加說明】

鮮蘑菇有抗菌、降低血糖的作用。

46. 紅莧豆腐湯

【適應範圍】
此湯清香味鮮，質嫩而滑，有清利濕熱之功。適用於濕熱蘊結引起的小便不利、澀淋不爽、浮腫、血尿等。爲家常湯品。

【材料分量】
紅莧二百五十克，豆腐四百克，蒜頭一瓣，薑片、麻油、味精各適量。

【製作方法】
油燒熱爆香薑片、蒜茸，倒入切碎的莧菜翻炒，加水煮沸後，投入豆腐小塊，調味（最好淡食）煮沸，淋上麻油。

【附加說明】
紅莧又叫紅末莧，還有宣透痲疹及止痢的功效。對於脾虛便溏者愼服。

47. 山藥豆腐湯

【適應範圍】此湯色白味鮮，鬆嫩滑口，有清熱利濕、健脾利尿之功。適用於體弱脾虛引起的四肢、頭面浮腫、小便不利、腰膝無力等病症。亦爲家庭保健延壽之家常用湯。

【材料分量】淮山藥二百克，豆腐四百克，蒜頭一瓣，醬油、麻油、葱花、精鹽、味精各適量。

【製作方法】山藥去皮，豆腐沸水燙後分別切成丁，花生油燒至五成熱，爆香蒜茸，倒入山藥丁翻炒遍，加上適量水。待沸倒入豆腐丁，調味，煮沸，撒上葱花，淋上麻油。

48. 綠豆冬瓜湯

【適應範圍】此湯色清味純，爽利可口，有清熱利尿解暑之功。適用於夏季水濕阻滯引起的小便不利，或小便色黃而少，口渴心煩，或浮腫，或尿道感染灼熱疼痛等。是佳家保健、食用價值較高的湯品。

【材料分量】

冬瓜一千克，綠豆三百克，鮮湯五百克，生薑十克，葱結三十克，精鹽三克。

【製作方法】

(1)鋁鍋洗淨置旺火上，倒入鮮湯燒沸，撈淨泡沫。薑洗淨拍破放入鍋內，葱去根洗淨挽成結入鍋，綠豆淘洗乾淨，去掉浮於水面的豆皮，然後入湯鍋燉粑。

(2)將冬瓜去皮、去瓤，洗淨，切塊投入湯鍋內，燉至粑而不爛，加少許精鹽，即可食用。

【附加說明】

(1)綠豆應選用當年新豆爲宜。

(2)冬瓜要在綠豆燉爛後再放入。

(3)食用前要去掉葱結。

49. 嫩玉米湯

【適應範圍】

此湯微甜爽口，色清味美，常有玉米的清香餘味，有利尿利濕、降壓清熱之功。

適用於高血壓、高血壓腎病浮腫、小便短少、小便熱痛不利、腎盂腎炎等。是佐餐佳品。

【材料分量】

青嫩玉米尖十個，豆苗一百克，精鹽七克，糖十克，淸湯一千五百克。

【製作方法】

⑴將青嫩玉米剝去皮，用玉米尖部最嫩部分，拔盡鬚子，用涼水洗淨，切成丁放入開水鍋內，煮二分鐘撈出放入盤內，加淸湯上籠蒸六分鐘左右，取出待用。豆苗用開水燙一下。

⑵淸湯內放入精鹽、糖，盛入湯碗中，加上蒸好的嫩玉米尖丁及嫩豆苗，即可上桌。

【附加說明】

玉米選用新鮮色白者爲佳；豆苗不宜久燙，起鍋前最後下湯碗。

七、秋季用湯

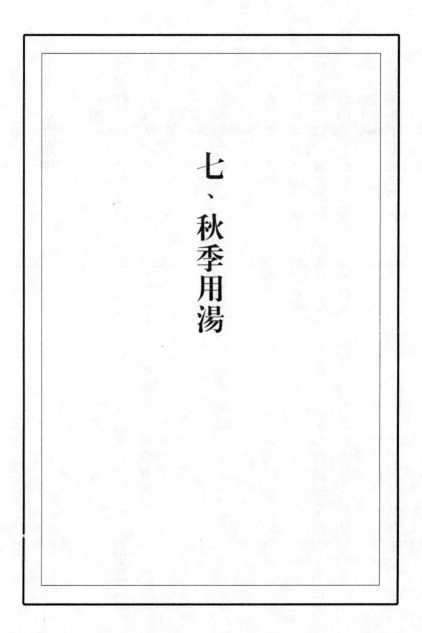

1. 羊肺湯

【適應範圍】

此湯質軟細嫩，甘甜可口，有滋陰潤燥、淸熱止咳、益氣養血之功。適用於久病體弱、陰虛內燥、虛火傷肺引起之肺熱咳嗽、口唇乾燥、消瘦等病症，亦可做肺結核、氣管炎、肺氣腫、肺心病患者的輔助治療用湯。

【材料分量】

羊肺一具（約五百克），杏仁、柿霜、眞粉、眞酥各三十克，白蜂蜜六十克。

【製作方法】

(1)先將杏仁去皮後研成細末，同柿霜、眞粉、眞酥裝入碗內，倒入蜂蜜調勻，然後邊調邊加清水少許，至以上五味合勻後成濃汁狀待用。

(2)將羊肺用清水沖先乾淨，擠盡血水，再將上面所說的藥汁灌入羊肺內，然後將羊肺裝在容器內加水約五百毫升，隔水燉熟，取出羊肺裝入碗，注入湯汁即成。

【附加說明】

(1)燉肺時要不斷撇去浮沫。

(2)眞粉又叫綠豆粉，眞酥即酥油。

2. 蟹黃銀杏湯

【適應範圍】

此家常菜色彩艷麗，湯汁乳白，蟹黃鮮香，味濃可口，常食具有清熱滋陰、斂肺止咳的功效，對肺病、咳嗽、哮喘、氣管炎等症，有一定的輔助療效。該品可用作家宴中的燴菜。

【材料分量】

生銀杏四百克，蟹黃二百克，生雞肉一百五十克，豬五花肉一百五十克，熟豬油二十五克，精鹽六克，胡椒粉一克，鮮湯五百克。

【製作方法】

(1)將銀杏敲碎，除去殼，放入沸水鍋內，用竹把旋轉戳去皮，再抽去心，淘洗乾淨。豬肉切成一．六公分見方的塊。

(2)炒鍋上火，舀入熟豬油燒至七成熱，放入肉塊、雞塊，煸炒至變色，加入精鹽、胡椒粉、鮮湯。燒沸後，倒入砂鍋中，加銀杏，煨至銀杏裂縫撈出。

(3)用另一只砂鍋，倒入鮮湯，加入蟹黃、胡椒粉、精鹽燒開，倒入原砂鍋中，調好口味，盛入碗內即成。

3.淡菜海帶冬瓜湯

【適應範圍】

此家常菜淡菜色澤金黃，酥軟味香，海帶軟爛，冬瓜細嫩，湯汁乳白，清香爽口，是夏、秋季節的味美湯菜。

【材料分量】

淡菜一百克，水發海帶二百克，冬瓜四百克，紹酒十克，精鹽十克，味精一克，蔥結一個，薑二片，豆油四十克。

【製作方法】

(1)將淡菜用冷水泡軟，去盡泥沙及毛，放在砂鍋內，加少許水、紹酒、蔥結、薑片，用中火煮至酥爛。海帶切成三公分長的菱形塊。冬瓜去皮及籽，洗淨，切成三·三公分長、一公分寬和厚的塊。

(2)炒鍋上火，舀入豆油燒至五成熱，放入冬瓜、海帶煸炒二分鐘，放入開水約一千克，用旺火煮半小時，再放入淡菜及原湯，用旺火煮十五分鐘，待瓜爛時，放入精鹽、味精，裝入湯碗內即成。

4. 雪羹湯

【適應範圍】
此湯有養陰清熱、潤肺止咳之功。適用於陰虛內熱的咳嗽、痰黃而粘稠、口燥咽乾等症。

【材料分量】
海蜇三十克，鮮荸薺十五克。

【製作方法】
(1)海蜇用溫水泡發洗淨，切碎備用。
(2)鮮荸薺洗淨去皮。
(3)把切碎的海蜇和荸薺一起放入砂鍋內，加水適量，用小火煮一小時。煮好後，將湯倒入碗內，分次服用。

5. 沙參心肺湯

【適應範圍】

此湯清淡可口，有滋肺燥、養胃陰之功。對大病久病、肺胃陰虛引起的燥咳、咽乾少津、大便燥結，或自汗盜汗、驚悸失眠等病症有一定療效，爲佳家常用保健藥膳。

【材料分量】

沙參二十五克，豬心肺一副，生薑十五克，大葱十克，精鹽五克，味精二克，胡椒粉三克，肉湯一千五百克。

【製作方法】

⑴將沙參擇洗乾淨，用紗布包好。

⑵豬心肺沖洗乾淨，擠淨血污，同沙參、葱、薑一起入鍋，加入肉湯。用大火燒沸後，改用文火燉至心肺熟透，撈出晾涼，切片放碗中加湯，用鹽、胡椒粉、味精調味即可。

【附加說明】

凡脾胃有濕熱者應愼用。

6. 白雪銀耳湯

【適應範圍】

此風味菜銀耳軟韌，晶瑩透亮，湯汁甜純，上浮發蛋，潔白如雪。該菜可用作家宴中的甜菜。

【材料分量】

銀耳十五克，雞蛋清四個，冰糖二百克。

【製作方法】

⑴銀耳用七成熱水泡開，擇去老根，撕成小瓣，放入碗內，加水上籠蒸二十分鐘取下，滗去水，在盤中晾乾。

⑵雞蛋清放入盤內，用三根方頭無色竹筷順著一個方向抽打成泡沫，放入籠中蒸三分鐘取下。

⑶冰糖放入碗內，加清水二百五十克，上籠蓋好，溶化後取下，用湯篩濾去雜質，倒入湯碗中，推入白雪銀耳即成。

【附加說明】

(1)雞蛋清要選用新鮮的。

(2)打發蛋要用無色方頭竹筷，順著一個方向，用力均勻地不停抽打，一氣呵成，以筷子插入發蛋中間不倒為度。

(3)蒸蛋時要用小火，還要放氣。

(4)此菜宜現做現吃。

7. 益壽鴿蛋湯

【適應範圍】

此湯清淡宜人，甘甜滋補，有潤肺燥、滋腎陰之功。適用於老人、婦女肺燥咳嗽、智力衰退，或腎虛腰痛、面黃消瘦等病症。

【材料分量】

鴿蛋四個，冰糖五十克，枸杞子十克，黃精十克，龍眼肉十克。

【製作方法】

(1)枸杞子、龍眼肉、黃精均洗淨切碎，待用。冰糖敲碎裝在碗內。

(2)鍋置中火上注入清水約七百五十毫升，加上以上三味藥物同煮至沸後約十五分鐘，再把鴿蛋打破後逐個下入鍋內，同時將冰糖屑下入鍋中同煮至熟即成。每日服一次，連服七日。

【附加說明】

(1)冰糖的分量可視口味增減。

(2)脾胃陰虛腹瀉者忌服。

8. 滋潤清音湯

【適應範圍】

此湯有清音潤喉之功，防止聲沙、聲帶發炎。凡歌星、藝員、教師、叫喊唱等職業者，此湯均適合常飲。

【材料分量】

瘦肉二百克，柿餅一個，冰糖少許，訶子肉四粒，無花果六粒，羅漢果十克。

【製作方法】

瘦肉洗淨，柿餅切片去核，加冰糖、藥材和六碗水，煲二小時，去渣飲湯。

9. 菠蘿雞片湯

【適應範圍】

此湯鮮香滑嫩，有生津潤燥之功。適用於秋季皮膚乾燥，口鼻唇裂，煩渴飲水，大便乾結等；亦可用於肌膚瘡疤紅腫，有美容延顏的作用。

【材料分量】

菠蘿二百五十克，雞脯肉一百五十克，豬油十五克，薑絲、精鹽、料酒、香油、乾澱粉各少許。

【製作方法】

⑴菠蘿削皮後用鹽水浸泡片刻，切成扇形片。

⑵雞脯肉切成薄片，用細鹽、料酒、乾澱粉各少許拌勻上味。

⑶鍋置火上燒熱，放入豬油，用文火將薑絲炒片刻，放入雞片，用旺火翻炒幾下，加菠蘿片再炒幾下。

⑷放細鹽和清水，蓋好鍋蓋，待湯燒開，淋入香油，盛入大湯碗內即成。

【附加說明】

(1)《本章綱目》認為菠蘿可以「止渴解煩，醒酒益氣，令人悅澤。」今人從其汁中提取出一種能夠消炎、去除水腫的蛋白水解酶。

(2)有少數人食用菠蘿會引起過敏反應，而出現皮膚瘙癢及作嘔不適等消化道症狀，這可能與蛋白水解酶有關。

10. 寧咳止喘湯

【適應範圍】

此湯甘甜清香，富有營養，可甘涼潤燥，健脾開胃，增進食慾，夏秋季食用最佳。對因肺胃燥熱的乾咳不止、咳喘併發、口乾舌燥者有良效。

【材料分量】

生淮山藥五十克，甘蔗白絲汁三十克，雞蛋黃四個。

【製作方法】

先將山藥煎取清湯一大碗，再將甘蔗白絲汁及雞蛋調入，分三次飲之。不可過熱，過熱則雞蛋黃熟使效果減弱。

【附加說明】

(1)煎煮山藥片厚度均勻，火候宜用中火。
(2)對痰熱壅盛及暴感外邪的咳喘應當忌飲。

11. 鱉魚利咽湯

【適應範圍】
此湯有滋補肺腎、開音利咽之功。適用於咽喉作癢灼痛，纏綿難癒，潮熱盜汗，肛脫等症。

【材料分量】
鱉魚肉三百克，訶子十五克，木蝴蝶十克，百合十五克。

【製作方法】
(1)將鱉魚肉、訶子、木蝴蝶、百合洗淨，同入鍋中，加水適量，武火燒沸，改用文火煨燉，至鱉肉熟透即成。
(2)去藥渣，取汁與鱉肉。

【附加說明】
濕熱內盛患者慎用。

12. 三耳湯

【適應範圍】

此湯黑白相間，色澤分明，味道可口，爲老年人秋季燥熱乾咳、肺腎陰虛之喘息的湯中珍品，同時對眼底出血、高血壓病、血管硬化等病症亦爲佳品。

【材料分量】

銀耳、黑木耳、側耳（乾品）各十克，冰糖三十克。

【製作方法】

將銀耳、黑木耳、側耳泡發、洗淨，放入碗內，加冰糖和水適量，上屜蒸一小時即可食用。

【附加說明】

木耳又叫木娥，有白黑之分。含有蛋白質、脂肪、鈣、磷、鐵及維生素B_1、B_2、胡蘿蔔素等多種營養成分，還能健腦潤膚。

13. 銀魚湯

【適應範圍】

此湯具有健脾益氣、養血潤肺、補虛癆作用，常用於肺脾兩虛所致的咳嗽、痰中帶血、神疲乏力，或氣血不足、崩中漏下等疾患。

【材料分量】

銀魚一百五十克，韮菜二十五克，水發木耳十克，火腿十克，雞蛋一個，料酒、精鹽、味精、生油、雞油各適量。

【製作方法】

(1)銀魚洗淨去頭。韮菜切成二公分長的段。火腿切成小片。大的木耳切兩半。

(2)生油燒熱，放入銀魚烹一下，加入料酒，清水、精鹽、火腿片、木耳，燒沸時加上韮菜、味精、雞蛋，再沸後淋上雞油即成。

14. 燉鱖魚湯

【適應範圍】

此湯常用於久病氣陰兩虛成癆，食火、羸瘦，氣短乏力，咳嗽潮熱等症。亦可作爲補益菜肴，常食之可滋補健身。

【材料分量】

鱖魚五百克，肥肉膘一百五十克，水發口蘑十五克，冬筍十五克，水燙油菜十五克，料酒、精鹽、味精、醋、花椒水、葱薑、豬油、雞湯各適量。

【製作方法】

(1)將魚鱗刮淨，去鰓，去內臟洗淨，放在八成開水中燙一下撈出，放在涼水內用刀輕輕刮去裡皮洗淨，割交叉的斜花刀，再放入熱水中燙一下撈出，用熱油兩面煎上色待用。葱、薑成塊。冬筍切成長方片。口蘑切成片。肥肉膘割成交叉花刀。

(2)鍋內放入豬油，用葱、薑塊炸鍋，徐徐添入開湯，放入肥肉膘和魚，加上精鹽、醋、料酒、花椒水、冬筍、口蘑、蓋上蓋。燒開後在微火上燉二十分鐘，放入油菜，取出肥肉膘、葱、薑塊，撇去浮沫，把魚撈出放在大碗內，放入味精，調好口味，盛入大碗內即成。

15. 百合鯽魚湯

【適應範圍】

此湯有清熱利水之功。適用於虛熱、虛咳、虛腫或肺陰虛、肺燥、乾咳、癆嗽、吐血，以及熱病後期虛煩、驚悸、神志恍惚、失眠多夢等疾患。

【材料分量】

鯽魚（多尾）一千克，百合二百克，精鹽、胡椒粉、生油各適量。

【製作方法】

⑴將百合去掉雜質，在清水中浸泡半小時，鯽魚去鱗，去鰓，去內臟，經油炸後，加開水、鹽煮爛，湯濾清。

⑵將魚、百合、魚湯同放砂鍋中共煮至熟，撒胡椒粉調味即成。

16. 羅漢肉片湯

【適應範圍】

此湯有滋陰補虛、清肺止咳、利咽潤腸之功。適用於肺虛有熱或肺癆咳嗽、百日咳、咽喉腫痛或失音、腸燥便秘等症。

【材料分量】

羅漢果五十克，瘦豬肉一百克，食鹽五克，味精三克。

【製作方法】

(1)將羅漢果洗淨，切成兩半，放入鍋中，加水適量，置旺火上燒沸。

(2)將豬肉切成薄片，待羅漢果熬五分鐘後，再投放肉片，續用武火煮三分鐘，加入食鹽、味精，攪勻裝入碗中。

17. 桑葉豬肝湯

【適應範圍】

桑葉味甘苦，寒涼，能明目養血；豬肝功用也相同。民間常用此湯治療眼結膜炎和夜盲症。

【材料分量】

豬肝一百五十克，桑葉四錢，油、鹽酌量。

【製作方法】

⑴將豬肝洗淨切片，用豆粉調勻；桑葉洗淨。

⑵用適量清水，先放少量薑片和桑葉，煮滾後改用慢火，然後放入豬肝，用油鹽調味，再煮片刻即可。

18. 銀耳烏龍湯

【適應範圍】

此湯脆嫩爽口，湯清味鮮，有滋陰補肺、養血潤燥之功。適用於久病、高熱病後期虛熱口渴、咽乾唇燥、體虛氣弱、食慾不振以及肺虛有熱、肺癆咳嗽等病症，是良好的住家日常滋補保健品。還可用於陰虛陽痿、早泄等病症。

【材料分量】

銀耳十克，水發海參一百五十克，清湯一千克，料酒十克，精鹽、味精適量。

【製作方法】

⑴銀耳用溫水泡開，去掉根蒂，用清水洗淨。海參洗淨，切成小抹刀片。把銀耳、海參片一起放入開水鍋中氽透撈出，控去水分。

(2)鍋中放入清湯二百五十克和精鹽、味精，料酒，把銀耳、海參片放入湯內，用小火煨五分鐘，撈入湯碗中。

(3)另起鍋，放入清湯七百五十克和鹽、味精、料酒，湯燒開撇去浮沫，倒入盛銀耳與海參片的湯碗中即成。

【附加說明】

此湯對脾虛腹瀉、痰多不爽的病人忌用。

19. 補髓湯

【適應範圍】

此湯有滋陰補腎、塡精補髓之功。適用於腎陰虛、頭昏目眩、腰膝疼痛、多夢遺精等症。

【材料分量】

鱉一隻，豬脊髓二百克，生薑、葱、胡椒粉、味精各適量。

【製作方法】

(1)鱉用開水燙死去甲、內臟和頭爪。

(2)將豬脊髓洗淨，放入碗內。將鱉肉放鍋內，加生薑、葱、胡椒粉，用武火燒沸，再用文火將鱉肉煮熟，放入豬脊髓，煮熟加味精即成。

(3)吃肉喝湯，可佐餐食用。

20. 銀耳鴿蛋湯

【適應範圍】

此湯潔白細嫩，甘甜適口，爽潤不燥，有養陰潤肺、益胃生津之功效。適用於夏秋陰虛肺燥、乾咳久咳、腸燥便秘，以及病後陰虛體弱的病人，爲湯中上品。

【材料分量】

乾銀耳五十克，鴿蛋二十個，冰糖二百五十克。

【製作方法】

(1)銀耳發水後擇淨雜質，漂洗乾淨，揉碎，以前法熬成銀耳羹待用。

(2)在二十個酒盅裡抹上豬油，然後將鴿蛋分別打入，每盅一個，上籠文火蒸三分鐘左右即可出籠，將鴿蛋起出放在清水中漂起待用。

(3)將銀耳羹燒開，放入冰糖，待溶化後打去浮沫，把鴿蛋下入鍋內，同煮滾，起鍋即成。

【附加說明】

此湯對於脾胃有濕熱者忌食。

21. 冰糖梅花蓮子湯

【適應範圍】

此湯銀耳似朵朵梅花，湯清味甜，有滋陰潤肺、補脾安神之功。適宜心煩失眠、乾咳痰少、口乾咽乾、食少乏力等患者的補益食療。健康人食用能消除疲勞，促進食慾，增強體質。

【材料分量】

去心蓮一百五十克，銀耳二十五克，冰糖二百克，桂花鹵少許。

【製作方法】

(1)蓮子用水浸泡，漲發後用溫水泡兩三遍，倒入碗中加上開水，以漫過蓮子爲宜，上屜蒸五十分鐘左右，取出備用。

(2)將銀耳放在碗中，用溫水泡軟，待其漲發後，掐去黃根，洗淨，掰成小瓣，上屜蒸熟備用。

(3)取鍋置於火上，倒入清水一千五百克，加入冰糖、桂花鹵燒開，撇淨浮沫，放入銀耳略燙一下，撈在大湯碗內。然後把蒸熟的蓮子潷去原湯，也倒在湯碗內，將鍋內的冰糖汁澆在湯碗內，即成。

22. 冰糖黃精湯

【適應範圍】

此湯有補虛止咳、潤肺平喘之功。適用於肺脾陰虛所致的咳嗽痰少、乾咳無痰、咳血、食少等症。

【材料分量】

黃精三十克，冰糖五十克。

【製作方法】

(1)黃精洗淨用冷水發泡，置鋁鍋內，再放入冰糖屑，加水適量。

(2)鍋置爐上，用武火煎煮後用文火煨熬，直至黃精粑爛爲止。

(3)每日二次，吃黃精喝湯。

23. 貝母秋梨湯

【適應範圍】

此湯清鮮爽口，梨脆湯甜，有潤燥化痰、清肺止咳之功。適用於肺燥咳嗽、乾咳久咳不止、痰少粘滯、咽乾口燥等病症。爲住家秋燥之季常用保健用湯。

【材料分量】

川貝母十克，鴨梨一個，冰糖十克。

【製作方法】

將梨洗淨，靠柄部橫切斷，挖去核，裝入貝母末，再把梨上部拼對好，用牙籤（或竹籤）固定，放大碗中，加入冰糖和水少許，隔水蒸約四十分鐘，吃梨喝湯，一日二次。

【附加說明】

(1)此湯清潤之功顯著，濕痰及寒痰咳嗽病人忌用。

(2)脾虛便溏者不宜食用。

24. 燕窩湯

【適應範圍】

此湯潔白如玉，香甜味美，營養豐富，有養肺潤燥、化痰止咳之功。適用於陰虛肺燥口乾鼻枯、虛勞咳嗽、咳痰帶有血等病症。爲湯中珍品。

【材料分量】

燕窩六克，冰糖十二克

【製作方法】

將燕窩放入盅內，加溫水浸泡鬆軟後。用鑷子揀去燕毛，撈出用清水洗淨，瀝去水，撕成細條，置於碗內。然後用開水約一百五十毫升，溶化冰糖，濾去雜質，與燕窩一併放鍋內煮沸，即可盛入碗中服用。

【附加說明】

(1)燕窩商品名稱中有「白燕（又叫宮燕）」、「毛燕」、「血燕」之分。白燕一般指金絲燕於每年四月間產卵前營築新巢，此時其喉部粘液腺分泌旺盛，所建築之巢純爲粘液凝固而成，色白潔淨。如果這時被採去，金絲燕立即再次築巢，往往帶有較多的灰黑色絨羽，色較灰暗，故此時稱「毛燕」。有時亦可見有赤褐色的血絲，則稱為「血燕」。三者中以白燕的品質最為上乘。

(2)肺胃虛寒、濕痰停滯及有表邪者不宜服之。

25. 木耳肉片湯

【適應範圍】

此湯鮮嫩清爽，色彩美觀，湯味香淡，經濟實惠，有滋陰潤燥、強壯身體之功。適用於陰虛津枯、燥咳痰少、膚肌乾枯、腸燥便秘、痔瘡下血等病症。是湯中佳作。

【材料分量】

水發黑木耳一百五十克，清湯一千二百五十克，瘦豬肉一百五十克，綠菜葉二十五克，熟筍片五十克，味精一克，胡椒粉一克，醬油、精鹽、澱粉適量。

【製作方法】

(1)將水發黑木耳洗淨，瀝乾；瘦肉切片放入碗內，加精鹽、乾澱粉拌勻漿好。

(2)鍋中倒入清湯燒熱，放入黑木耳、筍片燒沸，加精鹽一克，下綠葉菜、肉片汆熟。湯沸時撇去浮沫，放醬油、味精，出鍋後撒上胡椒粉即成。

【附加說明】
(1)木耳泡發後反覆沖洗，去盡泥沙、根蒂。
(2)木耳富含膠質，質軟而柔，有「素中之葷」之美譽。

26. 豬肺蘿蔔湯

【適應範圍】
此湯甜潤爽口，有潤燥養肺之功效。適用於陰虛肺燥引起之乾咳少痰、肺癆（肺結核）咳血、便秘等病症。為家庭秋冬季湯菜佳品。

【材料分量】
豬肺一副，蘿蔔五百克，雪梨三個，藕節五個。

【製作方法】
(1)把蘿蔔洗淨削去皮，切成象眼形小塊；雪梨洗淨去皮亦切成同樣大小的塊形；藕節洗淨後去皮切成片狀。
(2)將備好的蘿蔔、雪梨、藕片與洗淨的豬肺塊一同放入砂鍋中，加清水適量，用文火煮熟後喝湯，可反覆頻飲。

【附加說明】
煮肺時要不斷撇去浮沫。

27. 三寶豬肉湯

【適應範圍】
此湯色彩美觀，質嫩鮮香，清淡宜人，甘甜滋補，有清熱潤燥、滋陰健脾、補虛安神之效。適用於老年人、婦人冬秋季乾咳肺燥、口渴飲引、心煩難寐、腸熱便秘等病症。是上乘食湯保健佳品。

【材料分量】
豬瘦肉五百克，百合一百克，蓮子一百克，紅棗二十枚，蜂蜜、冰糖各適量。

【製作方法】
(1)豬肉洗淨切成方塊、蓮子去外皮，去蓮芯、紅棗、百合均用水清洗待用。
(2)燉鍋置火上，放清水適量，放入豬肉塊、紅棗、百合、蓮子用小火燉煮至酥爛。
(3)放冰糖、蜂蜜待溶化後即可起鍋。

【附加說明】

百合、蓮子、紅棗的選料要精細，用色正、顆粒大、飽滿、無蟲蛀的。

28. 西洋菜蜜棗湯

【適應範圍】

此湯甘甜可口，湯清汁淡，有清熱潤燥、養肺止咳的功效。適用於肺燥咳嗽、咽乾口燥、腸燥便秘等病症。

【材料分量】

鮮西洋菜五百克，蜜棗五～六枚。

【製作方法】

先將鮮西洋菜洗淨，放入蜜棗一併下鍋中，加清水適量，煲湯服食。煎煮時間長一些爲好，一般要煲二小時以上。

【附加說明】

西洋菜又叫豆瓣菜，營養價值豐富，民間用得較爲廣泛。

29. 芥菜鹹蛋湯

【適應範圍】

此湯鮮嫩清香爽口，有清肺瀉火、滋陰潤燥之功。適用於肺燥咳嗽、咽乾喉痛等病症。是住家常用湯菜。

【材料分量】

芥菜二百五十克，熟鹹鴨蛋二個，醬油三克，味精一．五克，菜油二十五克，薑片二克。

【製作方法】

(1)將芥菜洗淨切段。熟鹹鴨蛋去殼，放入碗內，取出蛋黃放在案板上，用刀壓扁，鹹蛋白放入涼水中浸泡。

(2)湯鍋置火上，下油燒熱，下薑片熗鍋。然後烹入清水燒開，放入芥菜與鹹蛋黃，燒開後再放入鹹蛋白。最後放入醬油、味精，起鍋盛裝湯碗內即成。

【附加說明】

(1)胃脘冷痛、寒食腹瀉等脾胃陽虛之症，宜少食、忌食。

⑵不宜與鱉魚、李子同食。

⑶鴨蛋不要混入蛋殼；第一次燒開後打去浮沫。

30. 海蜇馬蹄湯

【適應範圍】

海蜇能降血壓，治哮喘；馬蹄肉白味甜，清涼降火。所以此湯可用於陰虛燥熱所引起的乾咳、少痰、頭暈目澀、耳鳴口臭等病症。

【材料分量】

海蜇皮一百五十克，馬蹄一百五十克，細鹽一茶匙。

【製作方法】

⑴將海蜇皮洗淨，用鹽水浸一夜。

⑵海蜇切絲，連同馬蹄一起放入煲內，用四碗水煮約半小時，加鹽即成。

31. 蝦乾黃瓜湯

【適應範圍】

此湯清香爽口，有清火解毒、利尿除濕之功。適用於火熱內盛引起的咽喉腫痛、煩渴欲飲、火眼、燙傷等病症。

【材料分量】

黃瓜一百克，蝦乾五十克，醬油十克，細鹽一克，味精一．五克，薑汁一克，薑片少許，高湯二百五十克。

【製作方法】

⑴將蝦乾用開水浸泡洗淨，放入碗中加清水與薑片，上屜蒸十分鐘。黃瓜洗淨，切成四公分、一．五公分寬、○．五公分厚的片。

⑵湯鍋置火上放入高湯。將蝦乾碗內的水潷去四之三，餘下的水和蝦乾一起放入湯鍋內，加入醬油、味精、薑汁。待湯開後，撇去浮沫，起鍋盛入大湯碗內即成。

【附加說明】

脾胃虛寒者忌食。

32. 蓮藕元肉湯

【適應範圍】
此湯有補血養陰之功。適用於陰虛火旺所起的貧血、心跳、失眠、健忘等病症。
【材料分量】
蓮藕五百克，紅棗三十克，元肉三十克。
【製作方法】
蓮藕、紅棗、元肉一齊煲湯，加多些水煲至湯水起淺紅色即可。

33. 雪梨瘦肉湯

【適應範圍】
雪梨能清熱降火，此湯可治肺燥久咳和熱性哮喘。
【材料分量】
雪梨二個，瘦肉一百二十克，南北杏九克，麻黃四．五克，蜜棗三粒，冰糖酌量。
【製作方法】
(1)將雪梨切成四塊，只去心和核，不用去皮。

(2)適量清水，用料一起放入煲內煮約三小時，加冰糖，再煮五分鐘便可飲用。

34. 肉片黃瓜湯

【適應範圍】

此湯有除熱解毒、滋陰利濕之功，常用於熱病傷津、煩熱口渴、咽喉腫痛、便秘、火眼等火熱病症。亦有減肥防胖之功。

【材料分量】

瘦豬肉一百五十克，黃瓜一百克，料酒十克，醬油十克，薑汁五克，水澱粉十克，細鹽四克，味精二克，胡椒麵少許，清湯一千克。

【製作方法】

(1)將瘦豬肉洗淨，切成薄片放入碗內，用料酒五克、醬油五克、薑汁五克、水澱粉十克拌勻腌好。黃瓜一剖兩半，去瓤切成斜片。

(2)湯鍋內放入清湯置火上，下入肉片，待湯開後加入黃瓜片，放入餘下的料酒、細鹽，並加入味精、胡椒麵，起鍋盛入湯碗內即成。

【附加說明】

凡痰濕內盛之咳喘，或脾胃虛寒之胃痛均不宜服用。

35. 雞雜黃瓜湯

【適應範圍】

同「肉片黃瓜湯」。

【材料分量】

淨雞雜一百克，黃瓜五十克，料酒十克，味精二克，牛奶五十克，細鹽三克，雞蛋黃一個，雞湯七百五十克，胡椒麵適量。

【製作方法】

⑴將雞雜分別切片，黃瓜一剖兩半，切成〇·五公分厚的半月片。將雞雜、黃瓜分別放入開水中氽熟、撈出，裝在湯碗內，撒上胡椒麵。把牛奶倒在雞蛋黃中攪開。

⑵湯鍋置旺火上，放入細鹽、料酒、味精，湯開後把攪好的牛奶蛋黃倒入湯鍋內，用手勺推開，起鍋盛入裝有雞雜和黃瓜的湯碗中即可。

【附加說明】

同「肉片黃瓜湯」

36. 蟹腐湯

【適應範圍】

此湯鮮嫩爽口，去腥解膩，營養豐富，有清熱解毒、生津潤燥之功，對火熱內熾引起便秘、口乾口苦，身熱口渴、皮膚生瘡等均有一定療效。

【材料分量】

鮮蟹一千五百克，豆腐九十克，青菜少量，生薑、料酒、精鹽、芡粉各適量。

【製作方法】

(1)將蟹洗淨，取出肉和豆腐搗爛。

(2)加入鹽、薑末、料酒、芡粉攪勻，做成丸子。

(3)鍋內放高湯或雞湯，燒開後將豆腐蟹丸逐個放入湯內，燒開，然後放入鹽和少量青菜。

【附加說明】

此菜選自清代人撰《食譜》一書。豆腐性味甘涼，營養豐富，此菜豆腐鮮似蟹，多食不僅可飽口福，亦不必擔心蟹之小毒。

37. 生魚葛菜湯

【適應範圍】

能清熱解毒，涼血利尿，常用於火熱內盛引起之肺炎、腎盂腎炎、腎炎水腫等。

【材料分量】

鮮生魚一條（約一百～一百五十克），塘葛菜六十克，食鹽、味精各少許。

【製作方法】

選取鮮活生魚一條，宰殺後去魚鱗及內臟，洗淨；葛菜亦洗淨，與生魚同放鍋中加水一同燉煮，煮一～二小時後，離火放少許食鹽、味精即可服食。

【附加說明】

生魚俗稱黑魚，其味鮮美，善補脾益胃，利水消腫。

38. 鯽魚豆腐湯

【適應範圍】

此湯味道鮮美，湯汁濃，色乳白，有清熱袪火、健脾利濕之功。適用於虛火旺盛之牙痛、牙齦腫痛、胃熱口乾、咽喉刺痛、赤眼等，尤對秋季咽喉痛有效。

【材料分量】

鯽魚一條（約二百五十克），豆腐四百克，黃酒、葱段、薑片、精鹽、味精各適量。

【製作方法】

豆腐切五公釐厚的薄片，用鹽沸水燙五分鐘後瀝乾待用。鯽魚去鱗、腸雜、抹上酒、鹽漬十分鐘，油燒至五成熱，爆香薑片，將魚兩面煎黃後加適量水，用小火煮三十分鐘，再投入豆腐片。調味後著薄芡（又名玻璃芡）並撒上葱花，根據口味愛好也可撒上生菜碎末等。

【附加說明】

此湯不宜與芥菜同食，不宜與麥冬、沙參同用。

39. 潤肺梨貝湯

【適應範圍】

此湯有潤肺燥、清心火、止熱咳之功。適用於秋季感冒、急慢性支氣管炎、嗆咳等病症。

【材料分量】

雪梨一個（鴨嘴梨、沙梨、黃梨均可），冰糖十五克，川貝母十五克。

【製作方法】

雪梨洗淨去心，留皮，切四塊，加冰糖、川貝母、水五碗，煲一小時，飲湯。

40. 馬蹄玉帶湯

【適應範圍】

此湯清味美，色澤鮮艷，有清熱生津、利咽清聲、化痰利水之功。適用於咽喉腫痛、目赤、聲嘶音啞、小便黃赤不爽等病症。對黃疸有良效。

【材料分量】

馬蹄五十克，玉帶四十克，玉米鬚適量，食鹽、味精少許。

【製作方法】

用玉米鬚煮水後，取出玉米鬚，剩下的煎水備用。把新鮮的馬蹄洗淨去皮切成片；玉帶洗淨後切成絲，與馬蹄片同放入砂鍋內。再加玉米鬚煎出的清液，加食鹽等佐料，以文火燉熟後調入少許味精即成。

【附加說明】

(1)馬蹄又叫荸薺，有清熱化痰消積之功，玉帶即海帶，有清熱利水之功。

(2)脾胃虛寒及血虛者愼服。

41. 江瑤柱瘦肉湯

【適應範圍】

此湯滋陰補腎，對腎陰虛的心煩口渴、神經衰弱、失眠多夢和夜尿症都有療效。

【材料分量】

江瑤柱七十五克，瘦肉一百五十克，油、鹽酌量。

【製作方法】

(1)江瑤柱用水浸軟，瘦肉原塊洗淨。

(2)用適量清水，將江瑤柱和瘦肉一起煮，煮至瘦肉軟熟，用油鹽調味後便可飲用。

42. 烏龜玉米鬚湯

【適應範圍】

此湯有滋陰清熱、潤燥除煩之功。適用於秋燥陰虛、消渴口乾、腎炎水腫、糖尿病等病症。

【材料分量】

烏龜一隻，玉米鬚三十克，瘦肉九十克，油鹽少許。

【製作方法】

⑴玉米鬚用水浸著待用，烏龜殺開，斬去頭和爪，去除內臟，沖洗乾淨。瘦肉原塊洗淨。

⑵鍋內放適量清水，用料一起放入，以慢火煮，至龜肉軟熟，調味後便可飲用。

43. 杏川肉丸湯

【適應範圍】

此湯有補肺化痰、止咳之功。適用於秋季體弱咳嗽、痰少等症。

【材料分量】

杏仁十克，川貝十克，豬瘦肉二百克，紹酒六克，胡椒粉五克，生薑十克，葱白十五克，食鹽六克，豆粉二十五克，味精六克。

【製作方法】

(1)將杏仁去皮尖；川貝洗淨，一同焙乾，研爲細末，混入豆粉內。
(2)將豬肉洗淨，剁成肉餡；薑、葱洗淨切成碎末。
(3)把肉餡及所有佐料一併放入盆內，加水適量，抖勻成形。
(4)鍋湯置旺火上燒沸，投入成形丸子，煮三～五分鐘即可。若放些時令青葉菜，則口感更佳。

44. 蝦米紫菜蘿蔔湯

【適應範圍】

此湯鹹鮮可口，湯清味美，淡純除膩，有清肺開胃、涼血通便之功，亦可增加鈣質和碘質。適用於肺熱咳嗽、胸悶、胃熱納呆、佝僂病、甲狀腺腫大、老人及婦女骨質疏鬆等病症。

【材料分量】白蘿蔔二百五十克，蝦米二十五克，紫菜五克，黃酒、葱節、薑絲、麻油、精鹽、味精各適量。

【製作方法】白蘿蔔去皮切成細條，蝦米加酒漲發。油熱爆香葱、薑末，下蝦米，加酒，水煮沸五分鐘，倒入蘿蔔，調味再煮五~十分鐘，沖入盛紫菜碗中，淋上麻油。

45. 雪耳鴨腎湯

【適應範圍】此湯有補血潤肺、祛痰止咳之功。適用於秋燥咳嗽、聲音嘶啞、慢性咽炎等病症。

【材料分量】雪耳三十克，乾鴨腎四個，瘦肉一百五十克，冰糖少許。

【製作方法】

⑴用雪耳、乾鴨腎煲湯，加入瘦肉、放適量的清水在煲內。
⑵煲至二小時後加入少許冰糖，調味即可。

46. 珊瑚蒓菜蟹湯

【適應範圍】

此湯色鮮味美，滑嫩可口，有清熱解毒、消腫散結之功。適用於火熱內盛的腫瘤患者輔助治療。另有消水通便之功，可以減肥輕身。

【材料分量】

活河蟹二隻（約三百克），蒓菜一百五十克，黃酒、葱節、薑片、精鹽、味精適量。

【製作方法】

將河蟹洗淨，上籠蒸熟，掀下蟹蓋剔出蟹黃，再橫向切開蟹身，用小刀剔出肉，蟹腳順關節剪開，用木棍碾壓擠出肉。豬油燒熱，爆香薑片，下蟹黃及蟹肉，烹上黃油加鹽炒勻，加清水煮沸，再下蒓菜，調味煮沸勾玻璃芡。

【附加說明】

結，含高蛋白質。

蒓菜為江南特產、又叫水葵、馬蹄菜，「逐水而性滑」。蟹肉清解諸熱，活血散

47. 雪耳滋肺湯

【適應範圍】

此湯有潤肺、涼血、止咳之功。適用於秋燥咳嗽、肺癆、肺燥咳血者。對肺病、肺癆、肺萎等，均有其滋潤作用。

【材料分量】

雪耳九克，瘦肉二百克，冰糖酌量，杏仁十五克，紅棗十粒。

【製作方法】

雪耳先行用微溫水浸透，加瘦肉、冰糖、藥材至煲內，放水五碗，煲三小時。

【附加說明】

雪耳乃有膠質性之補品，含多種礦物質、蛋白質、多糖類營養。

48. 百合蘆筍湯

【適應範圍】

此湯清香爽口，有清心安神、潤肺止咳之功，對心火肺熱引起之失眠不寐、心煩易驚、咳嗽咽乾等病症有良效。

【材料分量】

鮮百合一百克，清水蘆筍一罐，精鹽、味精適量。

【製作方法】

百合掰成瓣撕去內膜，用鹽捏後洗淨，加適量清水煮至七成酥，然後加入切成寸段的蘆筍並調味。

【附加說明】

清水蘆筍一定要用質白而鮮者，不可用變質過期者。

49. 清腦湯

【適應範圍】此湯潔白細嫩，甘甜適口，爽潤而不燥，有滋陰降火、潤肺生津之功。適用於肝腎陰虛火旺引起的高血壓病、頭痛頭暈、口乾咽燥、耳鳴失眠等病症。是清熱保健用湯之佳品。

【材料分量】乾銀耳五十克，炙杜仲五十克，冰糖二百五十克。

【製作方法】

(1)將炙杜仲煎熬三次，收取藥液四千毫升待用。

(2)乾銀耳用溫熱水發透，擇去雜質，揉碎、淘洗乾淨。冰糖用水溶化後，置文火上熬至色微黃時過濾待用。

(3)取一潔淨的鍋，倒入杜仲汁，下入銀耳，並視銀耳漲發情況可以再加適量清水，置武火上燒沸後，再次文火久熬至銀耳熟爛，約三～四小時，再沖入冰糖水稍熬即成。

【附加說明】

(1)乾銀耳、冰糖要用質量上乘者。

(2)杜仲以完整、斷面白絲多為佳。

八、冬季用湯

1. 附片羊肉湯

【適應範圍】

此湯肉質酥爛，湯汁乳白，醇香四溢，不腥不膻，有溫中暖腎散寒之功。適用於脾腎虛寒引起的胃痛、腹痛、便稀腹瀉。冬季爲家庭暖身御寒，或減輕凍瘡發生的湯菜佳品。

【材料分量】

附片三十克，羊肉二千克，生薑五十克，葱五十克，胡椒六克，精鹽十克。

【製作方法】

(1)將製附片用紗布袋裝上紮口。羊肉用清水洗淨，入沸水鍋加薑、葱各二十五克，焯至紅色，撈出起鍋剔去骨，將肉切成二．五厘米見方的塊，再入清水中浸漂去血水，骨頭拍破。薑洗淨拍破，葱纏成團待用。

(2)將砂鍋注入清水，置於火上，下入薑、葱、胡椒、羊肉，再把製附片的藥包投入湯內，用武火加熱至沸三十分鐘後，改用火燉至羊肉熟爛，即可將燉熟的附片撈出分盛碗內，再裝入羊肉摻入湯即成。

【附加說明】

(1)本湯對陰虛陽盛、眞熱假寒者忌用。

(2)羊肉是上等的肥健食品，不用擔心體內膽固醇增高。

2. 羊肉蘿蔔湯

【適應範圍】

此湯有溫胃消食之功。適用於脘腹冷痛、食滯胃脘、消化不良等症。

【材料分量】

草果五克，羊肉五百克，豌豆一百克，蘿蔔三百克，生薑十克，香菜、胡椒、食鹽、醋各適量。

【製作方法】

(1)羊肉洗淨，切成二公分見方的小塊；豌豆擇選後淘洗淨，蘿蔔切三公分見方的小塊；香菜洗淨，切段。

(2)將草果、羊肉、豌豆、生薑放入鋁鍋內，加水適量，置武火上燒開，移置文火上煎熬一小時，再放入蘿蔔塊煮熟。

(3)放入香菜、胡椒、鹽，裝碗即成。

(4)加醋少許，用粳米飯佐食。

3. 羊肉湯

【適應範圍】

此湯不腥不膻，味道鮮美，肉質細嫩，有溫胃暖腎、散寒止痛之功。適用於平常脾胃虛寒、脘腹冷痛、腹瀉嘔吐等病症。是住家冬季桌上佳肴。

【材料分量】

羊肉五百克，蘿蔔一個（切成片），草果三克，陳皮三克（去白），良薑三克，蓽茇三克，胡椒三克，葱三根，薑少許。

【製作方法】

(1)羊肉剔去筋膜，洗淨後入沸水鍋內焯去血水，撈出後再用涼水漂洗乾淨，切成約一公分見方的塊。

(2)蘿蔔洗淨泥沙，切成○．三公分厚的片；草果、陳皮、良薑、蓽茇用潔淨的紗布袋裝好紮口；胡椒拍破；葱白切成節、薑洗淨拍破。

(3)將羊肉丁和以上藥物同置砂鍋中，注入清水，放入薑葱，先用旺火燒沸後，撇去浮沫，再以小火上煨二～三小時，至肉熟爛，撈去藥包，除去薑葱，略調味即成。

【附加說明】

(1)羊肉的選用宜以閹割的公羊肉爲原料，水要一次加足，中途不另加水。

(2)紗布要紮緊，以免香料漏出。

(3)凡有痰火濕熱、實邪熱病及傳染病初癒者，均不宜食之。

4. 馬思答吉湯

【適應範圍】

此湯有補脾、溫中、順氣之功。適用於胃中虛冷之脘腹疼痛、嘔吐、慢性腹瀉、結腸炎等症。

【材料分量】

熟羊肉一千五百克，草果五個，官桂十克，胡豆五百克，粳米五百克，馬思答吉5克，食鹽、香菜適量。

【製作方法】

⑴將羊肉洗淨，同草果、官桂、胡豆（搗碎，去皮）放入鋁鍋內，加水適量，先武火煮沸，後文火熬成湯。濾淨，下粳米、馬思答吉（香料）、食鹽調勻，繼續置文火熬熟。

⑵在粳米粥內，放入香菜葉，將羊肉切塊，盛入碗中，分碗盛裝。

⑶吃肉喝粥。

5. 羊排粉絲湯

【適應範圍】

此湯味鮮濃厚，粉絲香而不燥，爽口不膩，有溫中袪寒、補腎通乳之功。適用於體弱怕冷、胃脘痛冷、小腹發涼、腰膝冷痛等病症；同時對胃寒缺乳、少乳之產婦有效。

【材料分量】

羊排骨五百克，乾粉絲五十克，蒜頭一瓣，香菜數根，黃酒、大葱、生薑、米醋、胡椒粉、精鹽、味精各適量。

【製作方法】

羊排切塊，熱油少許爆香蒜茸，倒入羊排煸炒至乾，加上米醋再焙烘乾後，加水、薑、葱煮沸撇沫，用文火燜煮一．五～二小時，投入沸水浸泡過的粉絲，撒上香菜，待沸起鍋。

【附加說明】

(1)羊排骨選用兩肋部位最好，骨脆肉厚。
(2)粉絲要上乘的，以免斷節。
(3)凡陰虛有火者忌食之。

6. 洋參烏雞湯

【適應範圍】

此湯有溫補氣血、滋潤肺胃之功。是全家老幼秋冬季補益之湯水。適用於咳嗽氣喘、氣不接續、面色不華等病症。

【材料分量】

烏腳雞一隻，生薑三十克，西洋參十五克，紅棗八粒。

【製作方法】

烏雞淨去毛、腸雜，洗淨，紅棗去核，加生薑、洋參，水六～八碗，共煲二小時，湯成。

【附加說明】

烏腳雞通稱烏雞、白毛烏雞，也稱竹絲雞，其比一般雞貴，因較補之故。

7. 羊肉暖胃湯

【適應範圍】

此湯有溫中暖胃、散寒止痛之功。對胃寒不適、口淡作嘔；或飲食涼凍食物飲品，胃腸作痛、胃脹便溏、陣痛抽痙、胃氣上衝作呃；或胃、十二指腸潰瘍而屬胃寒者，較爲適用。

【材料分量】

羊肉五百克，生薑三塊，香附子九克，香砂仁九克。

【製作方法】

淨羊肉切粗塊，生薑切塊，加藥材、水八碗，文火燉三小時。

【附加說明】

胃大寒者加胡椒十粒亦可。

8. 葱頭大蝦湯

【適應範圍】

此湯蝦肉鮮嫩，湯汁濃滑，有溫中散寒、壯陰補腎之功。適用於腎寒陽痿、胃寒冷痛、納少便稀、婦女白帶清冷等病症。

【材料分量】

大蝦五百克，葱五百克，黃油二百克，麵粉一百克，大蒜二十五克，香葉二片，精鹽十五克，白蘭地酒五十克，白葡萄酒五十克，胡椒粉少許，牛清湯二千五百克。

【製作方法】

(1)大蝦去頭、皮，除掉沙腸，洗淨切成片，用牛清湯加鹽煮熟備用。

(2)用黃油一百克把葱頭絲、大蒜瓣炒出香味，放上香葉備用。

(3)用黃油炒麵粉，到微黃出香味時，用滾沸的牛肉湯沖之，攪勻微沸後過籮，再放上炒好的葱頭、蒜末和煮熟的蝦片，加鹽、胡椒粉調劑口味，放上白蘭地酒和白葡萄酒微沸即可。

用。

【附加說明】

(1)對陰虛火旺之口舌生瘡、口苦咽乾及患有皮膚病，如瘡疥、濕疹、癬症等忌食用。

(2)大葱以清香、氣濃、新鮮者爲佳。

9. 黨參鯆魚湯

【適應範圍】

此湯有扶脾養胃、補中益氣、健身強體的作用。適用於慢性胃炎，屬寒性症，或胃及十二指腸潰瘍等症。

【材料分量】

鯆魚一千克，黨參二十克，料酒、精鹽、葱、薑、草果、陳皮、桂皮、生油、雞湯各適量。

【製作方法】

(1)將黨參、草果、陳皮、桂皮、薑洗淨，裝紗布袋紮口。

(2)將鯆魚去鱗，去鰓，去內臟，洗淨，下油鍋稍煎。

(3)鍋中注入雞湯，加入藥包、葱、料酒、鹽，煮至魚肉熟爛，揀去葱、藥包，調好口味即成。

10. 椒鹽鯽魚湯

【適應範圍】

此湯肉質鮮嫩，湯鮮味美，營養可口，有溫中和胃、補虛散寒、助食慾的功效。適用於脾胃受寒引起的納食不馨、嘔吐反胃等病症。

【材料分量】

鯽魚一條（約三百克），白胡椒十克，黃酒、葱花、薑片、精鹽、味精適量。

【製作方法】

鯽魚去鱗剖腹除腸雜，用酒、薑片、鹽漬片刻，加適量水，用小火熬成濃湯，起鍋前加入胡椒粉、葱花、味精。

【附加說明】

(1)剖魚時不要弄破苦膽，注意摳盡魚鰓。

(2)熬湯時再剖魚，以保持魚的鮮活，同時要加蓋，才能把湯熬白。

11. 參芪鰷魚湯

【適應範圍】

此湯有益氣暖胃、健脾養胃之功。可用於脾胃虛寒，腔腹冷痛，或內傷勞倦，乏力、食少、自汗、浮腫以及脾虛泄瀉等症。

【材料分量】

鰷魚一條（五百克左右），黨參三十克，黃芪三十克，白朮十五克，料酒、精鹽、薑片、葱段、生油。

【製作方法】

⑴將藥材洗淨後切片，放入鍋中，加入適量清水，煎煮成藥汁，過濾後待用。

⑵鰷魚洗淨，放油鍋中稍煎，鍋中再加入適量清水、藥汁、薑片、葱段、料酒、鹽，煮至魚肉熟爛，調好口味即成。

【附加說明】

陰虛燥渴、氣滯脹滿及高熱、大渴、便秘、實熱等患者忌用，陽虛發熱者亦忌用。

12. 汆糟青魚片湯

【適應範圍】

此湯有健脾補氣、養胃化食之功。適用於脾胃陽虛、面黃消瘦、心悸神疲、頭暈眼花等病症。

【材料分量】

青魚中段五百克，白菜心二百克，冬筍五十克，黃香糟一百克，精鹽十克，味精一．五克，白糖一．五克，黃酒一百克，清湯七百五十克，生菜油三十克。

【製作方法】

(1)將青魚中段一剖兩半，剔去龍脊骨，切成六．六公分長、一．七公分寬的長方塊，放入不銹鋼盛器內，用鹽、糖拌勻，再加入香糟、黃酒一百克，繼續拌勻拌透，糟五～六小時，再用清水洗去香糟，瀝乾水分。

(2)白菜心洗淨切成五公分長、一公分寬的長條；冬筍切成三．三公分長、三公釐厚的薄片。

(3)將鐵鍋置於爐上，放入清湯、魚塊，燒開後撇去浮沫，再加入筍片、白菜心、味精、鹽，用旺火燒開轉小火氽煮八分鐘，待湯色變微黃色，淋入生菜油，起鍋裝入湯碗內即成。

13. 團魚湯

【適應範圍】

此湯味道鮮美，濃汁醇厚，不腥不膻，有溫中暖下、益氣補虛之功。適用於脾腎陰虛，寒自內生引起之脘腹冷痛、食慾不振、大便清薄、口淡無味、四肢不溫等病症，是住家冬季食用的靚湯。

【材料分量】

團魚一千克，羊肉五百克，草果三克，精鹽、薑末、胡椒適量。

【製作方法】

(1)鍋內燒水，把團魚放入煮死，剖腹洗淨，去頭、爪。羊肉洗淨，放開水內煮二分鐘，然後取出待用。

(2)把團魚肉、羊肉切成小塊放入鍋內，加入草果、薑、水，在旺火上燒開，然後小火燉爛，再加鹽、胡椒粉即成。

【附加說明】

(1)此湯選自元代忽思慧所著《飲膳正要》一書，書中說「能治心腹病，止嘔，補胃」。

(2)羊肉要洗淨，以閹割的公羊肉爲佳。

(3)草果性溫，可消食化積，散寒溫中。

14. 靈芝蹄筋湯

【適應範圍】

此湯質地柔軟，鮮香可口，爽口解膩，營養豐富，有溫胃健脾、補心養肝、美容潤膚之功。可作爲冠心病、肝炎患者的輔助治療。又可用於護膚，美容，防皺嫩膚。

【材料分量】

露芝二十克，豬（或牛）蹄筋一百五十克，精鹽五克，料酒十五克，葱二十克，薑五克，胡椒粉一克，肉湯七百五十克。

【製作方法】

(1)將靈芝洗淨、去蒂，用水浸透切成片，放入紗布口袋中，紮好口。葱挽結，薑拍破，待用。(2)蹄筋放鉢中，加水適量，上籠蒸約四小時。待酥軟後取出，用冷水浸漂二小時，剝去外層筋膜，洗淨切成長條。(3)將蹄筋、靈芝、葱、薑、鹽、料酒同入鍋內，加入肉湯燉至蹄筋熟爛，揀去藥袋、薑、葱，用鹽、胡椒粉調味即可。

【附加說明】蹄筋蒸好後，冷卻了再泡入冷水，以免發生收縮；可在水中加少許食碱浸泡，換兩次水，這樣做效果好。

15. 清燉熊掌湯

【適應範圍】此湯掌肉軟爛，味美適口，醇香濃郁，湯清極鮮，口感多樣，營養豐富，有補氣血、除風濕、益氣力之功。適用於虛損體弱、風寒濕痹、腎虛腰痛、精神倦怠等病症。

【材料分量】

熊掌一千克，雞肉一百克，火腿三十克，豬肉一百克，化豬油一百克，精鹽二克，料酒二十克，薑片一·五克，葱段十克，味精二克，胡椒一克，香油五克，雞湯一千五百克。

【製作方法】

(1)將熊掌洗淨，用清水浸泡八小時，再燒開水三千克，舀入瓦鉢內，將熊掌放入，加蓋燙半小時，然後將瓦鉢置小火上燉四小時。將熊掌取出拔盡殘毛，剝去粗皮和趾甲，用清水浸漂三小時，再放入沸水中悶三小時，取出放入清水冷卻，剔去掌骨，如有異味可換水再悶，至無異味爲止。

(2)鍋內放化豬油二十五克燒熱，放入薑、葱、料酒、精鹽，下熊掌混勻，摻湯煨煮半小時，再將熊掌撈出，用上法反覆煨煮三次。

(3)將雞肉、火腿、豬肉放砂鍋中，加雞湯燒開，加薑、料酒，放入熊掌稍燙取出。鍋內雞肉、火腿、豬肉繼續燉，湯已燉濃時，潷去湯面浮油，去雞肉、火腿、豬肉、將湯過濾。雞肉、熊掌切成大一字條。

(4)將原湯下鍋燒開，去泡沫。將雞肉、熊掌投入湯中，加味精、胡椒、香油和化豬油燴勻，舀入碗即成。

【附加說明】

發熊掌時，要拔毛去爪等，注意不要損壞掌皮，要保持掌面完整。如果熊掌原湯較少，可適量加些雞湯。

16. 羊肉黑豆湯

【適應範圍】

此湯有補血、烏髮、鎮靜、止痛之功。適用於冬季進補，對脫髮白髮、遺精腎虛等病症有良效。

【材料分量】

羊肉一千克，黑豆六十克，當歸六克，龍眼肉少許。

【製作方法】

把羊肉、黑豆、當歸、龍眼肉放在煲內，加入適量清水，煲至三小時，調味即可。

17. 瑤柱粉腸湯

【適應範圍】

此湯溫潤，有養陰平肝、明目潤肺、補益膝腰之功。適用於冬季進補，對高血壓病、耳鳴目昏、咳嗽氣喘、腰膝酸軟等病症有效。

【材料分量】

粉腸一扎，江瑤柱四粒，芡實九克，杞子十二克。

【製作方法】

(1)豬粉腸用生薑一片，由頭通至尾部，刮洗乾淨，然後切段。
(2)江瑤柱用清水浸開。
(3)用清水五碗，材料一起放入煲內，煮約三小時，調味後便可飲用。

18. 海米蘿蔔湯

【適應範圍】

本湯有補腎益精，養血潤燥之功。用於冬季身體虛弱，消瘦乏力，腸燥便艱，小便頻繁，陽痿遺精等。

【材料分量】

水發海米二十五克，白蘿蔔一個，香菜二棵，精鹽、味精各少許，香油十五克。

【製作方法】

白蘿蔔洗淨削皮切絲，鍋中放清水二百五十克和海米，湯開後放蘿蔔絲。煮至酥軟時放鹽、味精，淋入香油，撒上香菜出鍋即成。

【附加說明】

脾虛腹瀉、痰多者忌食。

19. 雙鞭湯

【適應範圍】

此湯醇香濃郁，味道鮮美，有壯陽補腎、暖宮益精之功。適用於腎陽不足引起的腎冷不育、陽痿早泄，婦女宮寒不孕、白帶清冷而多、虛癆體弱者。既是家庭保健湯肴，又爲宴席中的珍饈美食。

【材料分量】牛鞭一百克，狗鞭十克，羊肉一百克，母雞肉五十克，花椒，生薑、料酒、味精、豬油、鹽各適量。

【製作方法】(1)牛鞭加水漲發，去淨表皮，剖開，洗淨，再用冷水漂三十分鐘，洗淨。羊肉洗淨後，放入沸水中氽去血水，撈出晾涼。

(2)牛鞭、狗鞭和羊肉放入鍋內，加水燒開，放入花椒、生薑、料酒和雞肉，燒沸後改文火燉至六成熟時，用布濾去湯中的花椒和生薑，再置文火上，燉至牛鞭、狗鞭酥爛，即可。

【附加說明】(1)牛鞭、狗鞭的內層要除盡。

(2)凡有陰虛火旺、出血、便秘及外感實熱等病症忌用。

20. 胡辣湯

【適應範圍】

此湯香辣可口，色香味美，有暖身散寒之功。對胃寒胃痛、小腹冷痛、飲食欠佳均有作用，是家庭常用湯品。

【材料分量】

熟雞血一百五十克，雞湯五百克，玉蘭片、黑木耳絲、香菜各二十五克，薑末、醬油、精鹽、味精、胡椒粉、香油、濕澱粉各適量。

【製作方法】

⑴將熟雞血切成細絲；香菜擇洗乾淨，切末備用。

⑵湯鍋置旺火上，倒入雞湯燒沸，放入熟雞血絲、玉蘭片絲、黑木耳絲、薑末、醬油、精鹽、胡椒粉，燒沸，撇去浮沫，用濕澱粉勾芡，放入味精，淋入香油，撒上香菜末即可。

【附加說明】

對胃火內盛、大便乾結者忌用。

21. 鮮白蘿蔔湯

【適應範圍】

此湯有解毒散寒之功。適應於冬季感冒咳嗽、吐痰不暢、口乾等病症。

【材料分量】

鮮白蘿蔔二個，生薑五片。

【製作方法】

鮮白蘿蔔洗淨後，切成小塊，同生薑放入鍋中，加水適量，大火煮熟，加適量精鹽即可。

22. 鱔魚辣湯

【適應範圍】

此湯味鮮而辣，具有溫中補虛之功。適用於冬季胃脘冷痛、乏力頭暈等病症。

【材料分量】

鱔魚絲二十克，雞絲五克，雞蛋一個，麵筋五克，水澱粉、胡椒粉、味精、醬油、醋、葱、薑、麻油、精鹽、雞湯、鱔魚湯各適量。

【製作方法】

鍋中放入雞湯、鱔魚湯各一碗，燒開放入鱔魚絲、雞絲、麵筋條，加入醬油、醋、葱、薑、鹽，燒好倒入雞蛋成花，加入水澱粉勾芡，開鍋後盛入碗中，加上胡椒粉、味精、痲油即成。

23. 蓽茇頭蹄湯

【適應範圍】

此湯有溫脾胃、補虛勞之功。適用於久病體弱、脾胃虛寒之食少納呆、腹脹腹痛等症。

【材料分量】

蓽茇三十克，羊頭一個，羊蹄四個，乾薑三十克，胡椒十克，葱白五十克，食鹽、豆豉各適量。

【製作方法】

(1)將羊頭、羊蹄去毛洗淨，放在大鋁鍋內，加水適量，用火燉至五成熟，再加入蓽茇、乾薑、葱白、豆豉和食鹽。用武火燒沸，然後文火燉至熟爛即成。

(2)食肉喝湯，佐餐或分頓食用均可。

大展出版社有限公司	圖書目錄
地址：台北市北投區11204 致遠一路二段12巷1號 郵撥： 0166955～1	電話：(02) 8236031 8236033 傳眞：(02) 8272069

• 法律專欄連載 • 電腦編號 58

台大法學院 法律學系／策劃
法律服務社／編著

①別讓您的權利睡著了1	200元
②別讓您的權利睡著了2	200元

• 秘傳占卜系列 • 電腦編號 14

①手相術	淺野八郎著	150元
②人相術	淺野八郎著	150元
③西洋占星術	淺野八郎著	150元
④中國神奇占卜	淺野八郎著	150元
⑤夢判斷	淺野八郎著	150元
⑥前世、來世占卜	淺野八郎著	150元
⑦法國式血型學	淺野八郎著	150元
⑧靈感、符咒學	淺野八郎著	150元
⑨紙牌占卜學	淺野八郎著	150元
⑩ＥＳＰ超能力占卜	淺野八郎著	150元
⑪猶太數的秘術	淺野八郎著	150元
⑫新心理測驗	淺野八郎著	160元
⑬塔羅牌預言秘法	淺野八郎著	200元

• 趣味心理講座 • 電腦編號 15

①性格測驗１	探索男與女	淺野八郎著	140元
②性格測驗２	透視人心奧秘	淺野八郎著	140元
③性格測驗３	發現陌生的自己	淺野八郎著	140元
④性格測驗４	發現你的真面目	淺野八郎著	140元
⑤性格測驗５	讓你們吃驚	淺野八郎著	140元
⑥性格測驗６	洞穿心理盲點	淺野八郎著	140元
⑦性格測驗７	探索對方心理	淺野八郎著	140元
⑧性格測驗８	由吃認識自己	淺野八郎著	140元

⑨性格測驗９	戀愛知多少	淺野八郎著	160元
⑩性格測驗10	由裝扮瞭解人心	淺野八郎著	160元
⑪性格測驗11	敲開內心玄機	淺野八郎著	140元
⑫性格測驗12	透視你的未來	淺野八郎著	140元
⑬血型與你的一生		淺野八郎著	160元
⑭趣味推理遊戲		淺野八郎著	160元
⑮行爲語言解析		淺野八郎著	160元

・婦 幼 天 地・電腦編號 16

①八萬人減肥成果	黃靜香譯	180元
②三分鐘減肥體操	楊鴻儒譯	150元
③窈窕淑女美髮秘訣	柯素娥譯	130元
④使妳更迷人	成　玉譯	130元
⑤女性的更年期	官舒妍編譯	160元
⑥胎內育兒法	李玉瓊編譯	150元
⑦早產兒袋鼠式護理	唐岱蘭譯	200元
⑧初次懷孕與生產	婦幼天地編譯組	180元
⑨初次育兒12個月	婦幼天地編譯組	180元
⑩斷乳食與幼兒食	婦幼天地編譯組	180元
⑪培養幼兒能力與性向	婦幼天地編譯組	180元
⑫培養幼兒創造力的玩具與遊戲	婦幼天地編譯組	180元
⑬幼兒的症狀與疾病	婦幼天地編譯組	180元
⑭腿部苗條健美法	婦幼天地編譯組	180元
⑮女性腰痛別忽視	婦幼天地編譯組	150元
⑯舒展身心體操術	李玉瓊編譯	130元
⑰三分鐘臉部體操	趙薇妮著	160元
⑱生動的笑容表情術	趙薇妮著	160元
⑲心曠神怡減肥法	川津祐介著	130元
⑳內衣使妳更美麗	陳玄茹譯	130元
㉑瑜伽美姿美容	黃靜香編著	150元
㉒高雅女性裝扮學	陳珮玲譯	180元
㉓蠶糞肌膚美顏法	坂梨秀子著	160元
㉔認識妳的身體	李玉瓊譯	160元
㉕產後恢復苗條體態	居理安・芙萊喬著	200元
㉖正確護髮美容法	山崎伊久江著	180元
㉗安琪拉美姿養生學	安琪拉蘭斯博瑞著	180元
㉘女體性醫學剖析	增田豐著	220元
㉙懷孕與生產剖析	岡部綾子著	180元
㉚斷奶後的健康育兒	東城百合子著	220元
㉛引出孩子幹勁的責罵藝術	多湖輝著	170元

㉜培養孩子獨立的藝術	多湖輝著	170元
㉝子宮肌瘤與卵巢囊腫	陳秀琳編著	180元
㉞下半身減肥法	納他夏・史達賓著	180元
㉟女性自然美容法	吳雅菁編著	180元
㊱再也不發胖	池園悅太郎著	170元
㊲生男生女控制術	中垣勝裕著	220元
㊳使妳的肌膚更亮麗	楊　皓編著	170元
㊴臉部輪廓變美	芝崎義夫著	180元
㊵斑點、皺紋自己治療	高須克彌著	180元
㊶面皰自己治療	伊藤雄康著	180元
㊷隨心所欲瘦身冥想法	原久子著	180元
㊸胎兒革命	鈴木丈織著	180元
㊹NS磁氣平衡法塑造窈窕奇蹟	古屋和江著	180元

・青 春 天 地・電腦編號 17

①A血型與星座	柯素娥編譯	160元
②B血型與星座	柯素娥編譯	160元
③O血型與星座	柯素娥編譯	160元
④AB血型與星座	柯素娥編譯	120元
⑤青春期性教室	呂貴嵐編譯	130元
⑥事半功倍讀書法	王毅希編譯	150元
⑦難解數學破題	宋釗宜編譯	130元
⑧速算解題技巧	宋釗宜編譯	130元
⑨小論文寫作秘訣	林顯茂編譯	120元
⑪中學生野外遊戲	熊谷康編著	120元
⑫恐怖極短篇	柯素娥編譯	130元
⑬恐怖夜話	小毛驢編譯	130元
⑭恐怖幽默短篇	小毛驢編譯	120元
⑮黑色幽默短篇	小毛驢編譯	120元
⑯靈異怪談	小毛驢編譯	130元
⑰錯覺遊戲	小毛驢編譯	130元
⑱整人遊戲	小毛驢編著	150元
⑲有趣的超常識	柯素娥編譯	130元
⑳哦！原來如此	林慶旺編譯	130元
㉑趣味競賽100種	劉名揚編譯	120元
㉒數學謎題入門	宋釗宜編譯	150元
㉓數學謎題解析	宋釗宜編譯	150元
㉔透視男女心理	林慶旺編譯	120元
㉕少女情懷的自白	李桂蘭編譯	120元
㉖由兄弟姊妹看命運	李玉瓊編譯	130元

㉗趣味的科學魔術	林慶旺編譯	150元
㉘趣味的心理實驗室	李燕玲編譯	150元
㉙愛與性心理測驗	小毛驢編譯	130元
㉚刑案推理解謎	小毛驢編譯	130元
㉛偵探常識推理	小毛驢編譯	130元
㉜偵探常識解謎	小毛驢編譯	130元
㉝偵探推理遊戲	小毛驢編譯	130元
㉞趣味的超魔術	廖玉山編著	150元
㉟趣味的珍奇發明	柯素娥編著	150元
㊱登山用具與技巧	陳瑞菊編著	150元

•健 康 天 地• 電腦編號 18

①壓力的預防與治療	柯素娥編譯	130元
②超科學氣的魔力	柯素娥編譯	130元
③尿療法治病的神奇	中尾良一著	130元
④鐵證如山的尿療法奇蹟	廖玉山譯	120元
⑤一日斷食健康法	葉慈容編譯	150元
⑥胃部強健法	陳炳崑譯	120元
⑦癌症早期檢查法	廖松濤譯	160元
⑧老人痴呆症防止法	柯素娥編譯	130元
⑨松葉汁健康飲料	陳麗芬編譯	130元
⑩揉肚臍健康法	永井秋夫著	150元
⑪過勞死、猝死的預防	卓秀貞編譯	130元
⑫高血壓治療與飲食	藤山順豐著	150元
⑬老人看護指南	柯素娥編譯	150元
⑭美容外科淺談	楊啟宏著	150元
⑮美容外科新境界	楊啟宏著	150元
⑯鹽是天然的醫生	西英司郎著	140元
⑰年輕十歲不是夢	梁瑞麟譯	200元
⑱茶料理治百病	桑野和民著	180元
⑲綠茶治病寶典	桑野和民著	150元
⑳杜仲茶養顏減肥法	西田博著	150元
㉑蜂膠驚人療效	瀨長良三郎著	180元
㉒蜂膠治百病	瀨長良三郎著	180元
㉓醫藥與生活	鄭炳全著	180元
㉔鈣長生寶典	落合敏著	180元
㉕大蒜長生寶典	木下繁太郎著	160元
㉖居家自我健康檢查	石川恭三著	160元
㉗永恒的健康人生	李秀鈴譯	200元
㉘大豆卵磷脂長生寶典	劉雪卿譯	150元

㉙芳香療法	梁艾琳譯	160元
㉚醋長生寶典	柯素娥譯	180元
㉛從星座透視健康	席拉・吉蒂斯著	180元
㉜愉悅自在保健學	野本二士夫著	160元
㉝裸睡健康法	丸山淳士等著	160元
㉞糖尿病預防與治療	藤田順豐著	180元
㉟維他命長生寶典	菅原明子著	180元
㊱維他命C新效果	鐘文訓編	150元
㊲手、腳病理按摩	堤芳朗著	160元
㊳AIDS瞭解與預防	彼得塔歇爾著	180元
㊴甲殼質殼聚糖健康法	沈永嘉譯	160元
㊵神經痛預防與治療	木下眞男著	160元
㊶室內身體鍛鍊法	陳炳崑編著	160元
㊷吃出健康藥膳	劉大器編著	180元
㊸自我指壓術	蘇燕謀編著	160元
㊹紅蘿蔔汁斷食療法	李玉瓊編著	150元
㊺洗心術健康秘法	竺翠萍編譯	170元
㊻枇杷葉健康療法	柯素娥編譯	180元
㊼抗衰血癒	楊啟宏著	180元
㊽與癌搏鬥記	逸見政孝著	180元
㊾冬蟲夏草長生寶典	高橋義博著	170元
㊿痔瘡・大腸疾病先端療法	宮島伸宜著	180元
51膠布治癒頑固慢性病	加瀨建造著	180元
52芝麻神奇健康法	小林貞作著	170元
53香煙能防止癡呆？	高田明和著	180元
54穀菜食治癌療法	佐藤成志著	180元
55貼藥健康法	松原英多著	180元
56克服癌症調和道呼吸法	帶津良一著	180元
57Ｂ型肝炎預防與治療	野村喜重郎著	180元
58青春永駐養生導引術	早島正雄著	180元
59改變呼吸法創造健康	原久子著	180元
60荷爾蒙平衡養生秘訣	出村博著	180元
61水美肌健康法	井戶勝富著	170元
62認識食物掌握健康	廖梅珠編著	170元
63痛風劇痛消除法	鈴木吉彥著	180元
64酸莖菌驚人療效	上田明彥著	180元
65大豆卵磷脂治現代病	神津健一著	200元
66時辰療法──危險時刻凌晨４時	呂建強等著	180元
67自然治癒力提升法	帶津良一著	180元
68巧妙的氣保健法	藤平墨子著	180元
69治癒Ｃ型肝炎	熊田博光著	180元

⑳肝臟病預防與治療	劉名揚編著	180元
㉑腰痛平衡療法	荒井政信著	180元
㉒根治多汗症、狐臭	稻葉益巳著	220元
㉓40歲以後的骨質疏鬆症	沈永嘉譯	180元
㉔認識中藥	松下一成著	180元
㉕認識氣的科學	佐佐木茂美著	180元
㉖我戰勝了癌症	安田伸著	180元
㉗斑點是身心的危險信號	中野進著	180元
㉘艾波拉病毒大震撼	玉川重德著	180元
㉙重新還我黑髮	桑名隆一郎著	180元
㉚身體節律與健康	林博史著	180元
㉛生薑治萬病	石原結實著	180元

・實用女性學講座・電腦編號 19

①解讀女性內心世界	島田一男著	150元
②塑造成熟的女性	島田一男著	150元
③女性整體裝扮學	黃靜香編著	180元
④女性應對禮儀	黃靜香編著	180元
⑤女性婚前必修	小野十傳著	200元
⑥徹底瞭解女人	田口二州著	180元
⑦拆穿女性謊言88招	島田一男著	200元
⑧解讀女人心	島田一男著	200元

・校 園 系 列・電腦編號 20

①讀書集中術	多湖輝著	150元
②應考的訣竅	多湖輝著	150元
③輕鬆讀書贏得聯考	多湖輝著	150元
④讀書記憶秘訣	多湖輝著	150元
⑤視力恢復！超速讀術	江錦雲譯	180元
⑥讀書36計	黃柏松編著	180元
⑦驚人的速讀術	鐘文訓編著	170元
⑧學生課業輔導良方	多湖輝著	180元
⑨超速讀超記憶法	廖松濤編著	180元
⑩速算解題技巧	宋釗宜編著	200元
⑪看圖學英文	陳炳崑編著	200元

・實用心理學講座・電腦編號 21

①拆穿欺騙伎倆	多湖輝著	140元

②創造好構想	多湖輝著	140元
③面對面心理術	多湖輝著	160元
④偽裝心理術	多湖輝著	140元
⑤透視人性弱點	多湖輝著	140元
⑥自我表現術	多湖輝著	180元
⑦不可思議的人性心理	多湖輝著	150元
⑧催眠術入門	多湖輝著	150元
⑨責罵部屬的藝術	多湖輝著	150元
⑩精神力	多湖輝著	150元
⑪厚黑說服術	多湖輝著	150元
⑫集中力	多湖輝著	150元
⑬構想力	多湖輝著	150元
⑭深層心理術	多湖輝著	160元
⑮深層語言術	多湖輝著	160元
⑯深層說服術	多湖輝著	180元
⑰掌握潛在心理	多湖輝著	160元
⑱洞悉心理陷阱	多湖輝著	180元
⑲解讀金錢心理	多湖輝著	180元
⑳拆穿語言圈套	多湖輝著	180元
㉑語言的內心玄機	多湖輝著	180元

・超現實心理講座・電腦編號 22

①超意識覺醒法	詹蔚芬編譯	130元
②護摩秘法與人生	劉名揚編譯	130元
③秘法！超級仙術入門	陸　明譯	150元
④給地球人的訊息	柯素娥編著	150元
⑤密教的神通力	劉名揚編著	130元
⑥神秘奇妙的世界	平川陽一著	180元
⑦地球文明的超革命	吳秋嬌譯	200元
⑧力量石的秘密	吳秋嬌譯	180元
⑨超能力的靈異世界	馬小莉譯	200元
⑩逃離地球毀滅的命運	吳秋嬌譯	200元
⑪宇宙與地球終結之謎	南山宏著	200元
⑫驚世奇功揭秘	傅起鳳著	200元
⑬啟發身心潛力心象訓練法	栗田昌裕著	180元
⑭仙道術遁甲法	高藤聰一郎著	220元
⑮神通力的秘密	中岡俊哉著	180元
⑯仙人成仙術	高藤聰一郎著	200元
⑰仙道符咒氣功法	高藤聰一郎著	220元
⑱仙道風水術尋龍法	高藤聰一郎著	200元

⑲仙道奇蹟超幻像	高藤聰一郎著	200元
⑳仙道鍊金術房中法	高藤聰一郎著	200元
㉑奇蹟超醫療治癒難病	深野一幸著	220元
㉒揭開月球的神秘力量	超科學研究會	180元
㉓西藏密教奧義	高藤聰一郎著	250元

・養 生 保 健・電腦編號 23

①醫療養生氣功	黃孝寬著	250元
②中國氣功圖譜	余功保著	230元
③少林醫療氣功精粹	井玉蘭著	250元
④龍形實用氣功	吳大才等著	220元
⑤魚戲增視強身氣功	宮　嬰著	220元
⑥嚴新氣功	前新培金著	250元
⑦道家玄牝氣功	張　章著	200元
⑧仙家秘傳袪病功	李遠國著	160元
⑨少林十大健身功	秦慶豐著	180元
⑩中國自控氣功	張明武著	250元
⑪醫療防癌氣功	黃孝寬著	250元
⑫醫療強身氣功	黃孝寬著	250元
⑬醫療點穴氣功	黃孝寬著	250元
⑭中國八卦如意功	趙維漢著	180元
⑮正宗馬禮堂養氣功	馬禮堂著	420元
⑯秘傳道家筋經內丹功	王慶餘著	280元
⑰三元開慧功	辛桂林著	250元
⑱防癌治癌新氣功	郭　林著	180元
⑲禪定與佛家氣功修煉	劉天君著	200元
⑳顛倒之術	梅自強著	360元
㉑簡明氣功辭典	吳家駿編	360元
㉒八卦三合功	張全亮著	230元
㉓朱砂掌健身養生功	楊　永著	250元
㉔抗老功	陳九鶴著	230元

・社會人智囊・電腦編號 24

①糾紛談判術	清水增三著	160元
②創造關鍵術	淺野八郎著	150元
③觀人術	淺野八郎著	180元
④應急詭辯術	廖英迪編著	160元
⑤天才家學習術	木原武一著	160元
⑥猫型狗式鑑人術	淺野八郎著	180元

⑦逆轉運掌握術	淺野八郎著	180元
⑧人際圓融術	澀谷昌三著	160元
⑨解讀人心術	淺野八郎著	180元
⑩與上司水乳交融術	秋元隆司著	180元
⑪男女心態定律	小田晉著	180元
⑫幽默說話術	林振輝編著	200元
⑬人能信賴幾分	淺野八郎著	180元
⑭我一定能成功	李玉瓊譯	180元
⑮獻給青年的嘉言	陳蒼杰譯	180元
⑯知人、知面、知其心	林振輝編著	180元
⑰塑造堅強的個性	坂上肇著	180元
⑱爲自己而活	佐藤綾子著	180元
⑲未來十年與愉快生活有約	船井幸雄著	180元
⑳超級銷售話術	杜秀卿譯	180元
㉑感性培育術	黃靜香編著	180元
㉒公司新鮮人的禮儀規範	蔡媛惠譯	180元
㉓傑出職員鍛鍊術	佐佐木正著	180元
㉔面談獲勝戰略	李芳黛譯	180元
㉕金玉良言撼人心	森純大著	180元
㉖男女幽默趣典	劉華亭編著	180元
㉗機智說話術	劉華亭編著	180元
㉘心理諮商室	柯素娥譯	180元
㉙如何在公司頭角崢嶸	佐佐木正著	180元
㉚機智應對術	李玉瓊編著	200元
㉛克服低潮良方	坂野雄二著	180元
㉜智慧型說話技巧	沈永嘉編著	元
㉝記憶力、集中力增進術	廖松濤編著	180元

•精 選 系 列• 電腦編號25

①毛澤東與鄧小平	渡邊利夫等著	280元
②中國大崩裂	江戶介雄著	180元
③台灣•亞洲奇蹟	上村幸治著	220元
④7-ELEVEN高盈收策略	國友隆一著	180元
⑤台灣獨立	森　詠著	200元
⑥迷失中國的末路	江戶雄介著	220元
⑦2000年5月全世界毀滅	紫藤甲子男著	180元
⑧失去鄧小平的中國	小島朋之著	220元
⑨世界史爭議性異人傳	桐生操著	200元
⑩淨化心靈享人生	松濤弘道著	220元
⑪人生心情診斷	賴藤和寬著	220元

⑫中美大決戰	檜山艮昭著	220元

•運動遊戲•電腦編號 26

①雙人運動	李玉瓊譯	160元
②愉快的跳繩運動	廖玉山譯	180元
③運動會項目精選	王佑京譯	150元
④肋木運動	廖玉山譯	150元
⑤測力運動	王佑宗譯	150元

•休閒娛樂•電腦編號 27

①海水魚飼養法	田中智浩著	300元
②金魚飼養法	曾雪玫譯	250元
③熱門海水魚	毛利匡明著	480元
④愛犬的教養與訓練	池田好雄著	250元

•銀髮族智慧學•電腦編號 28

①銀髮六十樂逍遙	多湖輝著	170元
②人生六十反年輕	多湖輝著	170元
③六十歲的決斷	多湖輝著	170元

•飲食保健•電腦編號 29

①自己製作健康茶	大海淳著	220元
②好吃、具藥效茶料理	德永睦子著	220元
③改善慢性病健康藥草茶	吳秋嬌譯	200元
④藥酒與健康果菜汁	成玉編著	250元

•家庭醫學保健•電腦編號 30

①女性醫學大全	雨森良彥著	380元
②初爲人父育兒寶典	小瀧周曹著	220元
③性活力強健法	相建華著	220元
④30歲以上的懷孕與生產	李芳黛編著	220元
⑤舒適的女性更年期	野末悅子著	200元
⑥夫妻前戲的技巧	笠井寬司著	200元
⑦病理足穴按摩	金慧明著	220元
⑧爸爸的更年期	河野孝旺著	200元
⑨橡皮帶健康法	山田晶著	200元

⑩33天健美減肥	相建華等著	180元
⑪男性健美入門	孫玉祿編著	180元
⑫強化肝臟秘訣	主婦の友社編	200元
⑬了解藥物副作用	張果馨譯	200元
⑭女性醫學小百科	松山榮吉著	200元
⑮左轉健康秘訣	龜田修等著	200元
⑯實用天然藥物	鄭炳全編著	260元
⑰神秘無痛平衡療法	林宗駛著	180元
⑱膝蓋健康法	張果馨譯	180元

・心 靈 雅 集・電腦編號 00

①禪言佛語看人生	松濤弘道著	180元
②禪密教的奧秘	葉逯謙譯	120元
③觀音大法力	田口日勝著	120元
④觀音法力的大功德	田口日勝著	120元
⑤達摩禪106智慧	劉華亭編譯	220元
⑥有趣的佛教研究	葉逯謙編譯	170元
⑦夢的開運法	蕭京凌譯	130元
⑧禪學智慧	柯素娥編譯	130元
⑨女性佛教入門	許俐萍譯	110元
⑩佛像小百科	心靈雅集編譯組	130元
⑪佛教小百科趣談	心靈雅集編譯組	120元
⑫佛教小百科漫談	心靈雅集編譯組	150元
⑬佛教知識小百科	心靈雅集編譯組	150元
⑭佛學名言智慧	松濤弘道著	220元
⑮釋迦名言智慧	松濤弘道著	220元
⑯活人禪	平田精耕著	120元
⑰坐禪入門	柯素娥編譯	150元
⑱現代禪悟	柯素娥編譯	130元
⑲道元禪師語錄	心靈雅集編譯組	130元
⑳佛學經典指南	心靈雅集編譯組	130元
㉑何謂「生」　阿含經	心靈雅集編譯組	150元
㉒一切皆空　般若心經	心靈雅集編譯組	150元
㉓超越迷惘　法句經	心靈雅集編譯組	130元
㉔開拓宇宙觀　華嚴經	心靈雅集編譯組	180元
㉕真實之道　法華經	心靈雅集編譯組	130元
㉖自由自在　涅槃經	心靈雅集編譯組	130元
㉗沈默的教示　維摩經	心靈雅集編譯組	150元
㉘開通心眼　佛語佛戒	心靈雅集編譯組	130元
㉙揭秘寶庫　密教經典	心靈雅集編譯組	180元

㉚坐禪與養生	廖松濤譯	110元
㉛釋尊十戒	柯素娥編譯	120元
㉜佛法與神通	劉欣如編著	120元
㉝悟（正法眼藏的世界）	柯素娥編譯	120元
㉞只管打坐	劉欣如編著	120元
㉟喬答摩・佛陀傳	劉欣如編著	120元
㊱唐玄奘留學記	劉欣如編著	120元
㊲佛教的人生觀	劉欣如編譯	110元
㊳無門關（上卷）	心靈雅集編譯組	150元
㊴無門關（下卷）	心靈雅集編譯組	150元
㊵業的思想	劉欣如編著	130元
㊶佛法難學嗎	劉欣如著	140元
㊷佛法實用嗎	劉欣如著	140元
㊸佛法殊勝嗎	劉欣如著	140元
㊹因果報應法則	李常傳編	180元
㊺佛教醫學的奧秘	劉欣如編著	150元
㊻紅塵絕唱	海　若著	130元
㊼佛教生活風情	洪丕謨、姜玉珍著	220元
㊽行住坐臥有佛法	劉欣如著	160元
㊾起心動念是佛法	劉欣如著	160元
㊿四字禪語	曹洞宗青年會	200元
51妙法蓮華經	劉欣如編著	160元
52根本佛教與大乘佛教	葉作森編	180元
53大乘佛經	定方晟著	180元
54須彌山與極樂世界	定方晟著	180元
55阿闍世的悟道	定方晟著	180元
56金剛經的生活智慧	劉欣如著	180元

・經營管理・電腦編號01

◎創新經營管理六十六大計（精）	蔡弘文編	780元
①如何獲取生意情報	蘇燕謀譯	110元
②經濟常識問答	蘇燕謀譯	130元
④台灣商戰風雲錄	陳中雄著	120元
⑤推銷大王秘錄	原一平著	180元
⑥新創意・賺大錢	王家成譯	90元
⑦工廠管理新手法	琪　輝著	120元
⑨經營參謀	柯順隆譯	120元
⑩美國實業24小時	柯順隆譯	80元
⑪撼動人心的推銷法	原一平著	150元
⑫高竿經營法	蔡弘文編	120元

⑬如何掌握顧客	柯順隆譯	150元
⑭一等一賺錢策略	蔡弘文編	120元
⑯成功經營妙方	鐘文訓著	120元
⑰一流的管理	蔡弘文編	150元
⑱外國人看中韓經濟	劉華亭譯	150元
⑳突破商場人際學	林振輝編著	90元
㉑無中生有術	琪輝編著	140元
㉒如何使女人打開錢包	林振輝編著	100元
㉓操縱上司術	邑井操著	90元
㉔小公司經營策略	王嘉誠著	160元
㉕成功的會議技巧	鐘文訓編譯	100元
㉖新時代老闆學	黃柏松編著	100元
㉗如何創造商場智囊團	林振輝編譯	150元
㉘十分鐘推銷術	林振輝編譯	180元
㉙五分鐘育才	黃柏松編譯	100元
㉚成功商場戰術	陸明編譯	100元
㉛商場談話技巧	劉華亭編譯	120元
㉜企業帝王學	鐘文訓譯	90元
㉝自我經濟學	廖松濤編譯	100元
㉞一流的經營	陶田生編著	120元
㉟女性職員管理術	王昭國編譯	120元
㊱ＩＢＭ的人事管理	鐘文訓編譯	150元
㊲現代電腦常識	王昭國編譯	150元
㊳電腦管理的危機	鐘文訓編譯	120元
㊴如何發揮廣告效果	王昭國編譯	150元
㊵最新管理技巧	王昭國編譯	150元
㊶一流推銷術	廖松濤編譯	150元
㊷包裝與促銷技巧	王昭國編譯	130元
㊸企業王國指揮塔	松下幸之助著	120元
㊹企業精銳兵團	松下幸之助著	120元
㊺企業人事管理	松下幸之助著	100元
㊻華僑經商致富術	廖松濤編譯	130元
㊼豐田式銷售技巧	廖松濤編譯	180元
㊽如何掌握銷售技巧	王昭國編著	130元
㊿洞燭機先的經營	鐘文訓編譯	150元
52新世紀的服務業	鐘文訓編譯	100元
53成功的領導者	廖松濤編譯	120元
54女推銷員成功術	李玉瓊編譯	130元
55ＩＢＭ人才培育術	鐘文訓編譯	100元
56企業人自我突破法	黃琪輝編著	150元
58財富開發術	蔡弘文編著	130元

⑲成功的店舖設計	鐘文訓編著	150元
㉑企管回春法	蔡弘文編著	130元
㉒小企業經營指南	鐘文訓編譯	100元
㉓商場致勝名言	鐘文訓編譯	150元
㉔迎接商業新時代	廖松濤編譯	100元
㉖新手股票投資入門	何朝乾　編	200元
㉗上揚股與下跌股	何朝乾編譯	180元
㉘股票速成學	何朝乾編譯	200元
㉙理財與股票投資策略	黃俊豪編著	180元
㉚黃金投資策略	黃俊豪編著	180元
㉛厚黑管理學	廖松濤編譯	180元
㉜股市致勝格言	呂梅莎編譯	180元
㉝透視西武集團	林谷燁編譯	150元
㉞巡迴行銷術	陳蒼杰譯	150元
㉟推銷的魔術	王嘉誠譯	120元
㊱60秒指導部屬	周蓮芬編譯	150元
㊲精銳女推銷員特訓	李玉瓊編譯	130元
㊳企劃、提案、報告圖表的技巧	鄭　汶　譯	180元
㊴海外不動產投資	許達守編譯	150元
㊵八百伴的世界策略	李玉瓊譯	150元
㊶服務業品質管理	吳宜芬譯	180元
㊷零庫存銷售	黃東謙編譯	150元
㊸三分鐘推銷管理	劉名揚編譯	150元
㊹推銷大王奮鬥史	原一平著	150元
㊺豐田汽車的生產管理	林谷燁編譯	150元

・成功寶庫・電腦編號 02

①上班族交際術	江森滋著	100元
②拍馬屁訣竅	廖玉山編譯	110元
④聽話的藝術	歐陽輝編譯	110元
⑨求職轉業成功術	陳　義編著	110元
⑩上班族禮儀	廖玉山編著	120元
⑪接近心理學	李玉瓊編著	100元
⑫創造自信的新人生	廖松濤編著	120元
⑭上班族如何出人頭地	廖松濤編著	100元
⑮神奇瞬間瞑想法	廖松濤編譯	100元
⑯人生成功之鑰	楊意苓編著	150元
⑲給企業人的諍言	鐘文訓編著	120元
⑳企業家自律訓練法	陳　義編譯	100元
㉑上班族妖怪學	廖松濤編著	100元

㉒猶太人縱橫世界的奇蹟	孟佑政編著	110元
㉓訪問推銷術	黃静香編著	130元
㉕你是上班族中強者	嚴思圖編著	100元
㉖向失敗挑戰	黃静香編著	100元
㉚成功頓悟100則	蕭京凌編譯	130元
㉛掌握好運100則	蕭京凌編譯	110元
㉜知性幽默	李玉瓊編譯	130元
㉝熟記對方絕招	黃静香編譯	100元
㉞男性成功秘訣	陳蒼杰編譯	130元
㊱業務員成功秘方	李玉瓊編著	120元
㊲察言觀色的技巧	劉華亭編著	180元
㊳一流領導力	施義彥編譯	120元
㊴一流說服力	李玉瓊編著	130元
㊵30秒鐘推銷術	廖松濤編譯	150元
㊶猶太成功商法	周蓮芬編譯	120元
㊷尖端時代行銷策略	陳蒼杰編著	100元
㊸顧客管理學	廖松濤編著	100元
㊹如何使對方說Yes	程　羲編著	150元
㊺如何提高工作效率	劉華亭編著	150元
㊼上班族口才學	楊鴻儒譯	120元
㊽上班族新鮮人須知	程　羲編著	120元
㊾如何左右逢源	程　羲編著	130元
㊿語言的心理戰	多湖輝著	130元
51扣人心弦演說術	劉名揚編著	120元
55性惡企業管理學	陳蒼杰譯	130元
56自我啟發200招	楊鴻儒編著	150元
57做個傑出女職員	劉名揚編著	130元
58靈活的集團營運術	楊鴻儒編著	120元
60個案研究活用法	楊鴻儒編著	130元
61企業教育訓練遊戲	楊鴻儒編著	120元
62管理者的智慧	程　羲編譯	130元
63做個佼佼管理者	馬筱莉編譯	130元
66活用佛學於經營	松濤弘道著	150元
67活用禪學於企業	柯素娥編譯	130元
68詭辯的智慧	沈永嘉編譯	150元
69幽默詭辯術	廖玉山編譯	150元
70拿破崙智慧箴言	柯素娥編譯	130元
71自我培育・超越	蕭京凌編譯	150元
74時間即一切	沈永嘉編譯	130元
75自我脫胎換骨	柯素娥譯	150元
76贏在起跑點—人才培育鐵則	楊鴻儒編譯	150元

⑰做一枚活棋	李玉瓊編譯	130元
⑱面試成功戰略	柯素娥編譯	130元
⑲自我介紹與社交禮儀	柯素娥編譯	150元
⑳說NO的技巧	廖玉山編譯	130元
㉑瞬間攻破心防法	廖玉山編譯	120元
㉒改變一生的名言	李玉瓊編譯	130元
㉓性格性向創前程	楊鴻儒編譯	130元
㉔訪問行銷新竅門	廖玉山編譯	150元
㉕無所不達的推銷話術	李玉瓊編譯	150元

•處世智慧•電腦編號 03

①如何改變你自己	陸明編譯	120元
⑥靈感成功術	譚繼山編譯	80元
⑧扭轉一生的五分鐘	黃柏松編譯	100元
⑩現代人的詭計	林振輝譯	100元
⑫如何利用你的時間	蘇遠謀譯	80元
⑬口才必勝術	黃柏松編譯	120元
⑭女性的智慧	譚繼山編譯	90元
⑮如何突破孤獨	張文志編譯	80元
⑯人生的體驗	陸明編譯	80元
⑰微笑社交術	張芳明譯	90元
⑱幽默吹牛術	金子登著	90元
⑲攻心說服術	多湖輝著	100元
⑳當機立斷	陸明編譯	70元
㉑勝利者的戰略	宋恩臨編譯	80元
㉒如何交朋友	安紀芳編著	70元
㉓鬥智奇謀（諸葛孔明兵法）	陳炳崑著	70元
㉔慧心良言	亦 奇著	80元
㉕名家慧語	蔡逸鴻主編	90元
㉗稱霸者啟示金言	黃柏松編譯	90元
㉘如何發揮你的潛能	陸明編譯	90元
㉙女人身態語言學	李常傳譯	130元
㉚摸透女人心	張文志譯	90元
㉛現代戀愛秘訣	王家成譯	70元
㉜給女人的悄悄話	妮倩編譯	90元
㉞如何開拓快樂人生	陸明編譯	90元
㉟驚人時間活用法	鐘文訓譯	80元
㊱成功的捷徑	鐘文訓譯	70元
㊲幽默逗笑術	林振輝著	120元
㊳活用血型讀書法	陳炳崑譯	80元

㊴心　燈	葉于模著	100元
㊵當心受騙	林顯茂譯	90元
㊶心・體・命運	蘇燕謀譯	70元
㊷如何使頭腦更敏銳	陸明編譯	70元
㊸宮本武藏五輪書金言錄	宮本武藏著	100元
㊺勇者的智慧	黃柏松編譯	80元
㊼成熟的愛	林振輝譯	120元
㊽現代女性駕馭術	蔡德華著	90元
㊾禁忌遊戲	酒井潔著	90元
52摸透男人心	劉華亭編譯	80元
53如何達成願望	謝世輝著	90元
54創造奇蹟的「想念法」	謝世輝著	90元
55創造成功奇蹟	謝世輝著	90元
57幻想與成功	廖松濤譯	80元
58反派角色的啟示	廖松濤編譯	70元
59現代女性須知	劉華亭編著	75元
62如何突破內向	姜倩怡編譯	110元
64讀心術入門	王家成編譯	100元
65如何解除內心壓力	林美羽編著	110元
66取信於人的技巧	多湖輝著	110元
67如何培養堅強的自我	林美羽編著	90元
68自我能力的開拓	卓一凡編著	110元
70縱橫交涉術	嚴思圖編著	90元
71如何培養妳的魅力	劉文珊編著	90元
72魅力的力量	姜倩怡編著	90元
75個性膽怯者的成功術	廖松濤編譯	100元
76人性的光輝	文可式編著	90元
79培養靈敏頭腦秘訣	廖玉山編著	90元
80夜晚心理術	鄭秀美編譯	80元
81如何做個成熟的女性	李玉瓊編著	80元
82現代女性成功術	劉文珊編著	90元
83成功說話技巧	梁惠珠編譯	100元
84人生的真諦	鐘文訓編譯	100元
85妳是人見人愛的女孩	廖松濤編著	120元
87指尖・頭腦體操	蕭京凌編譯	90元
88電話應對禮儀	蕭京凌編著	120元
89自我表現的威力	廖松濤編譯	100元
90名人名語啟示錄	喬家楓編著	100元
91男與女的哲思	程鐘梅編譯	110元
92靈思慧語	牧　風著	110元
93心靈夜語	牧　風著	100元

㉔激盪腦力訓練	廖松濤編譯	100元
㉕三分鐘頭腦活性法	廖玉山編譯	110元
㉖星期一的智慧	廖玉山編譯	100元
㉗溝通說服術	賴文琇編譯	100元

・健康與美容・電腦編號04

③媚酒傳（中國王朝秘酒）	陸明主編	120元
⑤中國回春健康術	蔡一藩著	100元
⑥奇蹟的斷食療法	蘇燕謀譯	130元
⑧健美食物法	陳炳崑譯	120元
⑨驚異的漢方療法	唐龍編著	90元
⑩不老強精食	唐龍編著	100元
⑫五分鐘跳繩健身法	蘇明達譯	100元
⑬睡眠健康法	王家成譯	80元
⑭你就是名醫	張芳明譯	90元
⑮如何保護你的眼睛	蘇燕謀譯	70元
⑲釋迦長壽健康法	譚繼山譯	90元
⑳腳部按摩健康法	譚繼山譯	120元
㉑自律健康法	蘇明達譯	90元
㉓身心保健座右銘	張仁福著	160元
㉔腦中風家庭看護與運動治療	林振輝譯	100元
㉕秘傳醫學人相術	成玉主編	120元
㉖導引術入門(1)治療慢性病	成玉主編	110元
㉗導引術入門(2)健康・美容	成玉主編	110元
㉘導引術入門(3)身心健康法	成玉主編	110元
㉙妙用靈藥・蘆薈	李常傳譯	150元
㉚萬病回春百科	吳通華著	150元
㉛初次懷孕的10個月	成玉編譯	130元
㉜中國秘傳氣功治百病	陳炳崑編譯	130元
㉟仙人長生不老學	陸明編譯	100元
㊱釋迦秘傳米粒刺激法	鐘文訓譯	120元
㊲痔・治療與預防	陸明編譯	130元
㊳自我防身絕技	陳炳崑編譯	120元
㊴運動不足時疲勞消除法	廖松濤譯	110元
㊵三溫暖健康法	鐘文訓編譯	90元
㊸維他命與健康	鐘文訓譯	150元
㊺森林浴—綠的健康法	劉華亭編譯	80元
㊼導引術入門(4)酒浴健康法	成玉主編	90元
㊽導引術入門(5)不老回春法	成玉主編	90元
㊾山白竹（劍竹）健康法	鐘文訓譯	90元

㊿解救你的心臟	鐘文訓編譯	100元
51牙齒保健法	廖玉山譯	90元
52超人氣功法	陸明編譯	110元
54借力的奇蹟(1)	力拔山著	100元
55借力的奇蹟(2)	力拔山著	100元
56五分鐘小睡健康法	呂添發撰	120元
57禿髮、白髮預防與治療	陳炳崑撰	120元
59艾草健康法	張汝明編譯	90元
60一分鐘健康診斷	蕭京凌編譯	90元
61念術入門	黃靜香編譯	90元
62念術健康法	黃靜香編譯	90元
63健身回春法	梁惠珠編譯	100元
64姿勢養生法	黃秀娟編譯	90元
65仙人瞑想法	鐘文訓譯	120元
66人蔘的神效	林慶旺譯	100元
67奇穴治百病	吳通華著	120元
68中國傳統健康法	靳海東著	100元
71酵素健康法	楊　皓編譯	120元
73腰痛預防與治療	五味雅吉著	130元
74如何預防心臟病・腦中風	譚定長等著	100元
75少女的生理秘密	蕭京凌譯	120元
76頭部按摩與針灸	楊鴻儒譯	100元
77雙極療術入門	林聖道著	100元
78氣功自療法	梁景蓮著	120元
79大蒜健康法	李玉瓊編譯	100元
81健胸美容秘訣	黃靜香譯	120元
82鍺奇蹟療效	林宏儒譯	120元
83三分鐘健身運動	廖玉山譯	120元
84尿療法的奇蹟	廖玉山譯	120元
85神奇的聚積療法	廖玉山譯	120元
86預防運動傷害伸展體操	楊鴻儒編譯	120元
88五日就能改變你	柯素娥譯	110元
89三分鐘氣功健康法	陳美華譯	120元
91道家氣功術	早島正雄著	130元
92氣功減肥術	早島正雄著	120元
93超能力氣功法	柯素娥譯	130元
94氣的瞑想法	早島正雄著	120元

•家庭／生活• 電腦編號05

①單身女郎生活經驗談	廖玉山編著	100元

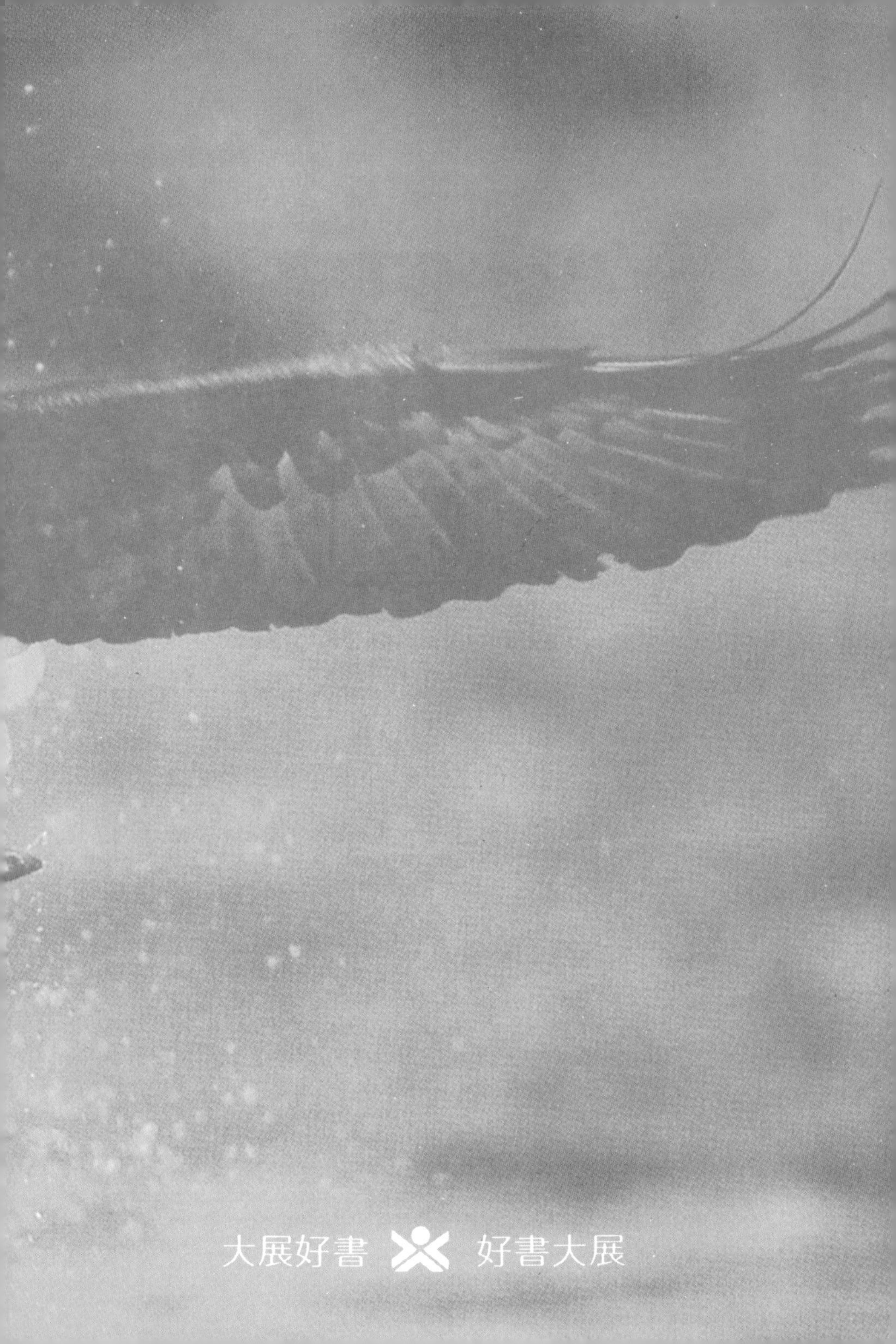
大展好書 好書大展